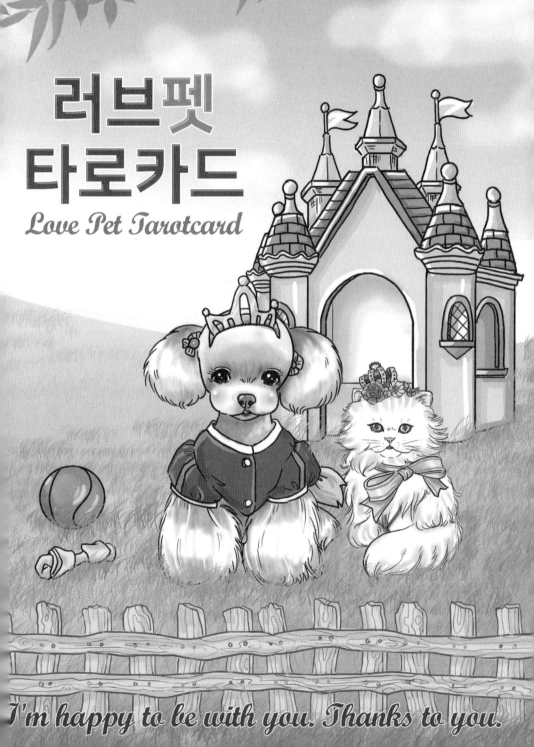

러브펫 타로카드

Love Pet Tarotcard

I'm happy to be with you. Thanks to you.

러브펫타로카드
샐리 지음

1판 1쇄 발행일 2021년 4월 29일

발행인 | 이 춘 호
편집인 | 이 경 자

펴낸곳 | **당그래출판사**
등록일 | 1989년 7월 7일(제301-2005-219호)
주 소 | 04627 서울시 중구 퇴계로 32길 34 -5(예장동)
전 화 | (02) 2272- 6603
팩 스 | (02) 2272- 6604
홈 피 | www.dangre.co.kr
이메일 | dangre@dangre.co.kr

ⓒ 셀리, 2021

러브펫타로카드

샐리 지음

당그래

시작하기

사회가 급변함에 따라 가족의 개념이 사회적, 문화적 인식이 과거와는 많이 다른 양상들로 변화해 가고 있다. 특히 반려동물(伴侶動物)을 가족의 일원으로서 존중과 신뢰를 기반으로, 애정과 정서적 교감을 함께하며 양육하는 인구가 1,500만을 넘어서는 추세이다.

반려동물은 보호자의 양육 환경과 감정 속에서 평생 함께 살아가야 한다. 모든 반려인은 자신의 반려동물에게 완벽한 훈련과 특별한 대우를 함으로써, 최고의 유대감을 갖게 된다.

그러나 우리의 매력적인 반려동물의 버릇없는 행동들로 인해 혼란스러울 때가 종종 있다(나는 자주 느낀다). 제멋대로 구는 행동, 원인 모를 반란, 집기를 훼손시키거나 사람을 무는 공격적인 행동들은 우리를 좌절하게 만든다.

반대로 진짜 행복해서 얌전한 것인지, 연기를 하는 것인지, 보호자를 좋아하고 사랑은 하는 것인지, 헷갈릴 때도 있으며, 그들과 언어가 통한다면 얼마나 좋을까 하는 환상을 가져보기도 한다.

반려동물의 보호자가 된다는 선택을 스스로 하였을 때는 그들을 감독하고 좋은 예절을 가르쳐서 품행이 좋은 반려동물과 함께하며 책임을 지겠다는 다짐과 약속을 한 것일 것이다.

이제 우리의 바람처럼 [러브펫타로카드]라는 도구를 통해 교감과 소통에 성공하여, 그들과의 삶이 행복해지기를 바란다.

러브펫타로카드를 위하여
[러브펫타로카드]는 반려동물에 대한 상담을 위해 애니멀 힐러인 Dr.

Anyes Van Volkenburgh가 개발한 [펫 오라클카드]를 기반으로 개발된 한국형 반려동물 타로카드로서 대한민국 반려인의 정서에 맞게 재해석하여 표현하였다.

[러브펫타로카드]는 애니멀 커뮤니케이션과는 조금 다른 의미로, 카드를 통해 반려동물을 대상으로 하여 그들의 입장을 기준으로 보호자가 카드를 고르는 방식을 취한다.

보호자가 뽑은 카드를 각 배열법에 따라 카드의 이미지를 통하여 그들이 현재 생활을 하면서 어떤 생각인지, 마주치는 사람들과의 관계성 및 신체적, 심리적 상태를 유추하여 원하고 필요한 것들이 무엇인지를 알 수 있도록 하였다.

우리의 아름답고, 멋지고, 달콤하고, 사랑스러운 반려동물을 위한 [러브펫타로카드]는, 타로 속에서 그들을 위한 지식과 조언을 얻어 당신과 반려동물의 삶에 더 큰 행복감을 누릴 수 있게 제작하려고 노력하였다.

[러브펫타로카드] 리더들에게

반려동물의 종류는 강아지와 고양이가 다수지만 그 외 다양하고 무한정인 반려동물들이 있으므로 해당 동물들에 대한 기초지식과 양육법에 대한 지식을 갖추는 것이 필수적임을 알아야 한다.

반려동물들은 눈빛과 행동으로 말하고 소리로 표현하므로 그것을 알아차리기 위해 수많은 지식과 지혜를 쌓는 것을 기초로 하여야 한다. 그리고 그들의 보호자는 펫타로 리더로부터, 자신의 반려동물과 신뢰와 행복을 얻길 바란다는 사실도 언제나 기억해야 할 것이다.

나는 본문에서 반려동물을 '아이' 라는 이름으로 자주 부를 것이다.

2021.2

차 례

😺 러브펫타로(LOVE PET TAROT) 구성표 🐱

명칭	한글	영문	명칭	한글	영문
1	특별한 존재	Angelic Presence	27	행복한 웃음	Laughter
2	최고의 칭찬	Appreciation	28	통솔력	Leadership-Boundaries
3	자신감	Aura	29	사랑	Love
4	균형과 조화	Balance	30	자연 친화	Nature
5	치유	Body Work	31	새로운 재능	New Tricks
6	숨결	Breath	32	보살핌	Nurture
7	에너지 순환	Chakra Tune up	33	영양	Nutrition
8	서로의 약속	Commitment	34	참을성	Patience
9	규칙 훈련	Discipline - Training	35	평화로움	Peace and Harmony
10	휴식 시간	Downtime	36	놀이시간	Play
11	정리 정돈	Environment	37	긴장 완화	Relax
12	운동	Exercise	38	회복	Rest-Restore
13	기진맥진	Exhaustion	39	지금, 이 순간	Return to the Moment
14	기대감	Expectation	40	나눔	Share
15	가족	Family	41	고요함	Silence
16	자유	Freedom	42	조용한 시간	Solitude
17	우정	Friendship	43	영혼연결	Soul Connection
18	친절	Gentleness	44	안정감	Stability-Reliability
19	자연스러움	Grounding	45	스트레스	Stress
20	활력	Healing	46	격려	Support
21	건강검진	Health Check	47	산책	Take a Walk
22	마음 열기	Heart to Heart	48	동료애	Team Effort
23	자존감	Identity-Self Esteem	49	소통	Telepathy
24	안내	Information	50	손길	Touch
25	본능	Instinct	51	믿음과 순종	Trust and Surrender
26	존재감	Job hunt	52	흰빛	White Light

🐾 한글 명칭과 영어 원뜻과는 상이할 수 있습니다.

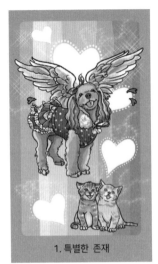

1. 특별한 존재

1. 특별한 존재

■ 핵심 열쇠

보호, 보살핌, 도움 요청, 안내, 지지, 응원, 용기, 위로, 평안, 교류, 수호, 행복, 기쁨, 즐거움

■ 생각 열쇠

지금은 당신이 수호천사처럼 잘 보살펴 주고 있어서 눈빛이 빛나고 무척 즐겁고 행복한 상태이다.

지금 기분이라면 보호자가 무엇을 하든지 잘 따라 줄 것이고 감정교류도 스스로 알아차려서 해줄 것이다.

당신의 사랑과 보살핌이 보상을 받는다는 느낌을 그들을 보며 당신도 같이 들뜨는 감정을 느낄 수 있다. 그러한 보호자의 신성하고 활기찬 에너지가 반려동물에게 전달되므로, 무슨 일이든 쉽고 시원하게 풀어질 시기이다.

현재는 온통 모든 것이 평화롭고 이러한 시간이 지속되니 이 여세를 몰아 계속 흐름을 놓치지 말아야 한다. 만약, 반려동물에게 건강이나 행동 문제가 발생한다면 좋은 정보를 얻을 기회가 오고 좋은 의사나 반려동물 전문가를 만나 금방 치유가 될 좋은 징조의 카드이다.

또한, 반려동물을 실수로 잃어버렸다거나 실종이 되었다면, 주변의 지지와 응원으로 재회할 기운이 크게 있다. 하늘도 땅도 모든 우주의 좋은 기운들이 당신과 당신의 반려동물을 도와줄 것이다.

■ 행동열쇠

이제 우리 아이의 눈을 깊게 응시하고, 그들의 신성하고 천사 같은 영혼을 당신의 호흡을 통해 연결하자. 그리고 평화롭게 그들을 느끼고 공유하며 당신과 반려동물의 영혼을 사랑으로 상승시킬 시간이다.

우리가 그들을 위해 이러한 교감을 충분히 연습한다면 우리의 반려동물은 언제나 행복한 상태가 지속될 것이다.

■ 마음열쇠

반려동물들로 인해 우리는 위로와 평온을 얻게 된다. 그들 자체가 우리에게는 천상의 존재이고 행복의 동행자임을 알아야 한다.

만약 반려동물들이 특정한 일이나 가족, 혹은 낯선 사람들로 인해 겁을 먹는다면 평온이 증진되도록 안정시키는 훈련이 필요하다.

생각하는 것이 두렵지만 사랑하는 반려동물의 병이나 늙음, 죽음 등을 겸허히 받아들이고 행복한 행보가 되기를 바라면, 그들도 병이나 늙음을 인정하고 죽음도 진리임을 인식하여 생의 여정에 휴식해야 할 시기라고 생각할 것이다.

반려동물 상식

동물 복지 5대 원칙   *2016년 서울시 발표

1. 배고픔과 목마름으로부터의 자유
2. 환경이나 신체적 불편함으로부터의 자유
3. 고통, 질병 또는 상해로부터의 자유
4. 정상적인 습성을 표현할 자유
5. 두려움과 스트레스로부터의 자유

2. 최고의 칭찬

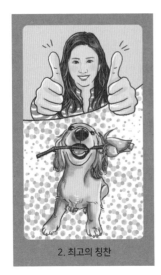

2. 최고의 칭찬

■ **핵심열쇠**

칭찬, 감사, 감탄, 공감, 조건 없는 사랑, 기적적 변화, 긍정적 확장, 집중, 표현, 반응, 깊은 관계, 기쁨 증가

■ **생각열쇠**

우리는 나의 아이들에게 무조건적 공감과 칭찬을 아끼지 말아야 한다. 반려동물들의 작은 착한 행동이라도 감탄하고, 고마워하는 보호자의 모습을 보고 그들도 덩달아 더욱 기분이 좋아질 것이다. 그들은 우리에게 자신들이 얼마나 중요한 역할을 하는지 안다. 그래서 우리의 조건 없는 사랑과 고마워하는 마음을 그들에게 베푼다면 분명, 보호자의 삶의 위로가 되고, 그들의 활기찬 에너지를 선물 받을 것이다.

사랑스러운 반려동물들은 언제나 보호자와 공동체 의식을 느끼고 그 안에서 행복해하며 함께하고 싶어 한다. 아마 보호자의 칭찬이 그들의 사는 보람일 수도 있을 것이다. 더불어 보호자의 일상도 기쁨이 충만해지고, 순간순간 감사하며 기적 같은 일이 일어나는 것을 체험할 수 있을 것이다.

■ **행동열쇠**

지금부터 반려동물들의 올바른 행동과 그들로 하여금 멋진 나날의 연속에 집중하자. 보호자의 긍정적인 감정으로 살아가기 위해서 나의 반려동물에 대해 칭찬거리와 감사할 일들을 수시로 찾아야 한다. 그리고 그들에게 그 사실을 느낄 수 있도록 자주 표현하며 알려주어야 한다. 그러한 것에 당신을 집중시킨다면 반려동물과 함께하는 모든 일에 비전이 보이고 희망이 확장될 것이다.

당신의 관심 어린 반응은 밝은 에너지로 반려동물들에게 스며들게 된다. 칭찬하는 언어와 반려동물이 좋아하는 포인트 적 스킨십으로 당신의 고마워하는 마음을 헤아릴 수 있게 해보자.

■ 마음열쇠

반려동물들에게 칭찬은 매우 중요하다.

반려동물들은 사람의 언어의 억양과 어조로도 감정을 짐작할 수 있다는 것을 알아야 한다. 칭찬할 때는 다양한 방법(산책, 놀이, 장난감, 간식 등의 보상)과 부드럽고 높은 어조를 사용하여 반려동물들에게 긍정적 에너지를 주도록 신경을 써라. 그들은 긍정적 감정에 민감하게 반응하는 속성이 있으므로 보호자의 사랑만으로도 그들의 마음은 자연스럽게 치유될 수 있을 것이고 자발적으로 좋은 행동을 하려 할 것이다.

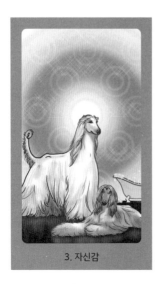

3. 자신감

3. 자신감

■ 핵심열쇠

멋있는, 상큼, 에너지 정화. 건강과 활력 회복, 스트레스 관리, 우쭐대는, 자신감 넘치는, 신성함

■ 생각열쇠

기분 좋은 목욕을 깨끗하게 하고 향기로운 샴푸 냄새를 풍기며, 자신의 아름다운 자태를 뽐내듯 당당함을 드러낼 수 있는 시간이다.

우리가 반려동물들과의 부정적인 감정(스트레스, 우울, 트라우마, 죄책감 등)을 걷어내고, 정화시킨 에너지를 공유하기에 좋은 시기임을 알려주는 카드이다. 부정적인 감정이 오랫동안 노출되거나 지속되었다면 그들의 아우라가 흐려지고 오염되거나 파괴될 수 있다. 그러므로 그동안 좋지 못한 기억이나 체험, 질병 등으로 고통스러움에서 에너지가 고갈되어 힘들었다면, 건강과 활력을 되찾을 수 있도록 도와야 할 것이다.

긍정적 에너지 고갈이나 누적된 스트레스는 무기력으로 연결되거나 신체적 부담이나 면역체계에 이상으로 질병을 일으킬 수 있다는 것을 인식해야 한다. 또한, 반려동물에 관해 관심과 관찰을 통해 보호자의 감정을 적절하게 표현해주면서 정신적, 신체적 에너지 정화로 건강과 활력을 회복시켜 줄 것을 제안한다.

■ 행동열쇠

반려동물이 무엇 때문에 나쁜 에너지가 쌓인 것인지 먼저 생각하여야 한다. 혹시 보호자의 부정적인 표정, 목소리 톤, 행동 등의 관찰에 몰두하다 아이가 자신의 감정에 혼란을 느끼며 지냈는지 생각해보자.

♦ 다음과 같이 따라 해보자

1. 숨을 깊고 크게 들여마신다.
2. 아이와 당신이 아주 깨끗하고 흰 공간에 단둘이 있다고 생각하라.
3. 당신의 두 손바닥을 비벼서 차크라를 활성화한다고 생각하고 손바닥 사이의 진동이 느낀다.
4. 아이의 몸을 양손 사이(10~40cm)에 두고 몸을 따라 천천히 움직여라.
5. 보호자의 차분하고 부드러운 에너지가 우리 아이에게도 포근하고 좋은 에너지로 전달시킨다.

이러한 행동을 꾸준히 훈련한다면 아이와 나의 긍정 에너지를 상승시키는 명상법이 될 것이다.

■ 마음열쇠

우리가 쓸모없는 모든 에너지를 즉각적으로 쓰레기통에 버린다면 그 에너지들은 즉시 소멸할 수 있다. 이렇게 부정적인 것들을 그때그때 없애주면 반려동물에 에너지는 밝은 무지갯빛이 될 것이고 그들의 활력 넘치고 밝은 에너지는 당신에게 거울처럼 영향을 밀접하게 미친다는 것을 기억해야 한다. 아이와 나는 일체(一體)일 수밖에 없다. 그러니 당신도 스트레스 관리와 자신의 감정, 감성, 활동, 기(氣)를 주기적으로 정화시켜서 스스로를 잘 보살펴야 한다. 그것이 반려동물에 대한 사랑으로 서로 행복하게 잘 지내게 된다는 것을 기억하자.

> ♥ 아우라(aura)
> 인체(물체)로부터 발산되는 영혼적인 에너지다.
> 「숨」을 의미하는 그리스어 「아우라(αυρα/aura)」에 유래하였다.

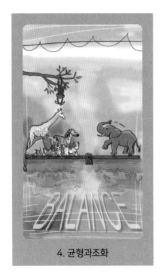

4. 균형과조화

4. 균형과 조화

■ 핵심열쇠

에너지 균형, 건강염려, 긍정적 마음 만들기,
스트레스 평정, 건강 상태 조화, 평형 유지, 어우러짐

■ 생각열쇠

우리의 삶에서 신체, 정신적 에너지 균형과 조화를 이루는 행위는 매우 중요하다. 왜냐하면, 몸과 마음, 영혼의 균형이 곧 완전한 건강 상태를 나타내기 때문이다. 만약, 당신이 요즘 조화로움이 붕괴한 것을 느꼈다면 일상생활을 비롯한 몸과 마음의 균형으로 에너지 고갈을 느꼈을 것이다. 이러한 보호자의 느낌은 그대로 반려동물들에게도 함께 강력하게 영향을 미친다.

그들은 당신이 깨어있거나 잠들어있을지라도 당신을 위해 너무 많은 것들을 제공하며 중요한 위치에 있기 때문이다. 아이들이 당신에 대해 걱정하는 생각의 깊이를 무시하지 않아야 한다. 만약 당신의 건강이 무너지거나 생활의 불균형은 그들에게는 강한 스트레스로 다가올 수 있다.

당신이 아이들이 진정 평화롭게 생활하기를 원한다면 반려동물들이 당신을 걱정하지 않도록 해야 한다. 아이들도 이제는 자신들의 신체적 정신적 건강을 챙길 때라는 것을 인식하고 있다. 그러므로 보호자나 그들의 식단과 계획적인 시간 관리, 감정, 신체적 운동, 스트레스의 균형을 맞추어 삶을 긍정적인 방향으로 만들어야 한다.

■ 행동열쇠

보호자부터 실천해 보자.

이제부터 집중하여 신체 각각의 에너지를 끌어모아서 당신의 생활이 건강하고 균형이 잡히도록 해야 한다. 가능한 한 반려동물들과 여러 가지 감정적 교감을 시도하며 균형 잡힌 에너지 건네주는 행위를 많이 하여야 한다. 그러한 것을 위해서 아이들과 당신은 오감(시각, 청각, 후각, 촉각, 미각)을 연결해 균형과 조화를 이루는 데 힘써야 한다. 그로 인해 아이들이 평온과 행복을 느낄 수 있을 테니까.

■ 마음열쇠

반려동물이 건강한 생활을 하기 바란다면 먼저 보호자가 문제가 없어야 한다. 그들은 사람들 속에서 지내야 하므로 균형과 조화롭게 만드는 것은 곧 보호자의 책임이 될 수 있다.

반려동물들은 우리의 생각과 같은 생각, 같은 언어를 사용하진 않지만, 보호자가 먼저 행복한 삶을 누리고 그 행복함의 일부만 자신들에게 와도 그들은 보호자와 조화로운 삶을 살고 있다고 느끼고 건강함을 유지할 것이다.

 강아지 행동 교정

♥ 우리 댕댕이가 문제행동을 하는데 어떻게 하죠?

올바른 행동을 할 수 있도록 기다려주시고
올바른 행동을 했을 땐 아낌없이 말과 보상으로 칭찬을 해주세요.
잠깐! 길들이기와 훈련에서는 지나친 칭찬은 피하도록 해야한다.

5. 치유

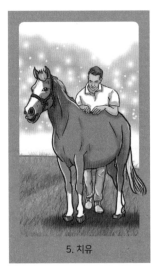

5. 치유

■ 핵심열쇠

돌봄, 알아차림, 치유, 몸의 균형 살피기, 동일시, 조합, 연결의 통로, 건강 만들기, 신체적 기능 개선

■ 생각열쇠

반려동물과 당신은 정신, 육체가 무한대로 연결됨이 있다는 걸 느낄 것이다. 그러므로 평상시 보호자의 몸을 스스로 잘 돌보는 것도 반려동물의 자연적 치유(治癒)를 돕는 것이다.

보호자의 생활 리듬에서 깨진 균형성은 반려동물에게 그대로 전달되어 그들을 힘들게 할 수 있다. 그들은 주인의 상태에 빠르게 반응하고 알아차리게 해주므로 당신의 거울이자 스승의 역할을 한다.

당신과 반려동물의 에너지는 서로 같은 세포처럼 연결되어 있으므로 주의를 기울여서 문제를 찾는 것이 치유의 첫걸음일 수 있다.

■ 행동열쇠

만약, 당신의 기분이 좋지 않고 몸이 경직되고 통증을 느낀다면 반려동물 또한 그럴 것이다. 보호자가 몸이 균형 있는 에너지를 유지한다면 반려동물의 치유는 자연스럽게 따라온다는 사실을 깨달아야 한다.

보호자는 평소에 올바른 자세를 통해 신체적 기능을 효율성 있게 증진 시켜야 한다. 가벼운 산림욕이나 힐링 활동, 수기요법, 습관과 자세 교정 등을 통해 몸에 균형을 조정한다면 반려동물에게도 웰빙의 에너지가 채워지게 될 것이다. 우리 아이들을 위해 보호자의 에너지 치유됨이 먼저임을 항상 상기해야 한다. 당신의 반려동물들은 보호자의 심리적 안정감을 추구하며 자신들과 하나 됨으로써 자연적 치유가 이루어지는 것을 느낄 것이다.

■ 마음열쇠

사랑하는 나의 반려동물들이 행복하고 건강하게 내 곁에 오래오래 머물기를 바란다면 우선 보호자가 마음의 긴장을 풀고 진정(鎭靜)된 생활을 하고 있는지 살펴보아야 한다. 그리고 기분 좋고 편안한 표정으로 부드럽고 세심한 손길의 마사지를 실천해 보자. 보호자의 간절한 마음이 통해 아이들도 안정되고 편하게 그 순간을 즐기며 포근함을 느낄 수 있을 것이다.

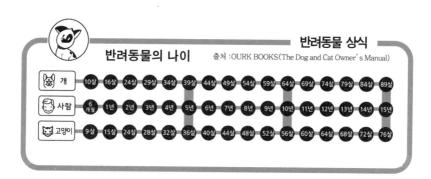

반려동물 상식
반려동물의 나이   출처 : OURK BOOKS (The Dog and Cat Owner's Manual)

개	10살	16살	24살	29살	34살	39살	44살	49살	54살	59살	64살	69살	74살	79살	84살	89살
사람	6개월	1년	2년	3년	4년	5년	6년	7년	8년	9년	10년	11년	12년	13년	14년	15년
고양이	9살	15살	24살	28살	32살	36살	40살	44살	48살	52살	56살	60살	64살	68살	72살	76살

6. 숨결

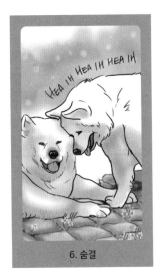

6. 숨결

■ 핵심열쇠

호흡, 숨, 입김, 의지적 결합, 기본에너지, 산소 공급, 에너지 근원, 긴장 완화, 정신집중, 신체 에너지 강화, 관계 확장

■ 생각열쇠

우리는 매일 숨 쉬고 있다는 것에 대해 의식하지 못하고 살아갈 때가 많다. 거의 본능적으로 호흡하기 때문에 삶에서 가장 중요한 역할을 하는 것에 대해 그냥 흘려보내는 것일 수 있다. 그러나 조절되고 의도적인 호흡법은 우리의 건강한 생활과 밀접한 연관성이 있다.

우리는 스스로 호흡을 조절하는 방법이 수없이 많다는 것을 깨달아야 한다. 신체는 저절로 호흡하는데 이는 자발적, 비자발적 과정 모두에 해당한다. 예를 들어, 입이나 코를 통한 호흡을 선택할 수 있을 뿐만 아니라, 호흡의 속도와 깊이를 변경할 수 있다.

여러분이 호흡하는 방법은 빠르거나 느리거나 얕거나 깊게의 여부에 상관없이 기분, 스트레스 수치, 심지어 면역계에 영향을 미치는 메시지를 신체에 전달해 준다는 것은 명백한 사실이다.

호흡은 당신의 근원적 에너지라는 것을 상기하고 고차원적인 에너지와 의식적인 결합을 만들어야 한다. 동물들은 미묘한 에너지에도 민감하므로 평온하고 중용적인 사람에게 본능적으로 이끌린다.

만약 불안하거나 스트레스를 받으며 내뱉는 한숨은, 당신뿐 아니라 반려동물들에게도 지대한 영향을 끼칠 것이다. 당신이 의식적으로 숨 고르기를 하면서 깊이 호흡하는 습관을 지닌다면 반려동물들은 자연스럽게 당신의 평온한 호흡의 진동에 이끌리게 될 것이다.

호흡을 통해 오는 산소는 당신과 반려동물의 모든 세포에 삶의 활력을 주는 주된 에너지가 될 것이다.

■ 행동열쇠

호흡을 올바르게 한다는 것은 당신과 반려동물의 관계를 확장해주는 좋은 도구이다. 호흡을 서로 나누는 것은 당신과 반려동물과 영혼을 연결하고 공동의 진동을 만드는 길이다.

지금은 당신의 마음을 열어 반려동물과 어떤 것이든 이야기하고 모든 것을 수용할 좋은 기회의 시간이다. 이제 서로 하나가 되고 치유하기를 원한다면 언제나 함께 호흡하라. 당신의 영혼은 그 어느 때보다 아이들과 더 깊게 연결되고 있다는 것을 알게 될 것이다.

■ 마음열쇠

명상 및 요가와 같은 조절되고 의도적인 호흡은 일반 활동에 있어서 가장 차분하게 만드는 중요한 역할을 한다. 특히 스트레스 상황 직전, 혹은 화가 치밀어 오르려 할 때 스스로를 이완시키는 방법으로 거의 본능적인 깊은 호흡을 하게 된다. 호흡 조절은 실제로 건강 상태를 개선해 줄 수 있다고 한다. 깊은 호흡은 신체적 기운을 북돋고 정신 집중력을 높이며 마음의 평온을 찾고 온몸을 이완시켜 긴장이 완화되게 한다.

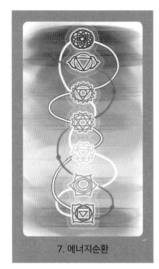

7. 에너지순환

7. 에너지순환

7. 에너지순환

■ 핵심열쇠

조율, 정화의 시기, 조정이 필요, 휴식 필요, 육체보호, 기능 향상, 몸 상태 조절, 차크라(chakra)

■ 생각열쇠

우리 몸은 에너지가 있어야 하고 그 에너지가 몸 전체에 잘 흘러야 생존할 수 있다. 그러한 생명 에너지가 차크라이다. 우리는 차크라라는 말보다는 기(氣)라는 표현이 익숙할 것이다. 기(氣)는 활동을 할 때나 숨 쉴 때 나오는 기운을 일컫는다. 기(氣)나 차크라는 의식적 상태나, 무의식적 상태에 언제나 활동하고 있는 신체 내부의 에너지 중심 센터이다.

지금은 육체 차크라(6개의 차크라는 척수를 따라 위치해 있고 다른 하나는 머리 정상에 자리 잡고 있다. 우주심은 칠성 좌라고 부른다)의 에너지를 순환시켜 신체를 보호할 기능을 조율해야 할 때이다. 곧 기(氣)의 순환 작용을 살펴볼 필요가 있다.

차크라는 사람과 동물의 신체 내부에 있는 에너지 센터로 색채마다 다른 주파수로 진동하고 건강을 유지해준다.

이 카드를 뽑았다는 것은 반려동물의 차크라가 한 개 이상이 현재 조정되지 못하고 있다는 뜻이다.

당신이 최근 과거에 반려동물을 돌보지 못했을 때를 기억해 보자. 지금 우리 아가는 특정 차크라와 연관된 몸의 부분이 문제가 생겨 아픈 것을 의미하기 때문이다. 그리고 당신도 같은 부분이 불균형의 상태일 수 있다. 반려동물과 진동 수준을 맞추고 차크라의 상태를 전반적으로 살펴보아야 한다. 그리고 정화나 조정이 필요한 것이 무엇인지 찾아내어 건강하게 기능하도록 하여야 한다.

■ 행동열쇠

차크라 각각의 진동을 당신의 온몸을 통해 느껴보자. 들숨과 날숨의 균형을 1:2 정도 맞추어 호흡을 먼저 한다. 눈을 감고 강하고 활기가 있는지, 약하고 침체되어 있는지를 당신이 느껴지는 직감으로 각각의 차크라와 그에 상응하는 색채에 채널을 맞춘다. 만약, 당신이 어떤 차크라든 진동이 느껴지지 않으면 각각의 기능을 연결하고 보완하여 치유할 수 있도록 단계별 끌어당김으로 매듭을 지어야 한다.

당신이 평온한 마음으로 차크라의 이미지를 유지하며, 균형이 완벽히 복구될 때까지 색채 흐름을 바라보고 직관으로 차크라의 에너지를 따라 활성화하는 훈련을 해보자(이 훈련은 꾸준한 수련이 필요하다).

■ 마음열쇠

우리 몸의 에너지는 기의 흐름으로 운동하면서 다양한 정신 상태를 만들어 낸다.

기운 소통이 막히면 해로운 기운이 우리의 건강함을 방해한다. 기의 순환이 순조롭고 활발하게 진행된다면 건강하고 활력이 있으며, 정기가 생산되어 생기있는 맑은 육체나 정신의 재생과 치유 능력이 되살아 날 것이다

◆◆◆ 차크라 단계 ◆◆◆

차크라(Chakra)는 색 에너지라고도 한다.
차크라가 균형 있게 활성화되도록 조절이 필요하다.
제 1 차크라 꼬리뼈 ··· 빨강(운동에너지)
제 2 차크라 복부 아래쪽(단전) ··· 주황(성 에너지)
제 3 차크라 명치 바로 안쪽(신경총) ··· 노랑(소화 에너지)
제 4 차크라 가슴 ··· 초록(친교 에너지)
제 5 차크라 목 ··· 파랑(소통 에너지)
제 6 차크라 눈 ··· 남색(지혜 에너지)
제 7 차크라 정수리 ··· 보라와 하얀색(초월 에너지)

차크라 3단계 나눔 구성
제 1, 2, 3 차크라 ··· 미각과 후각
제 3, 4, 5 차크라 ··· 청각과 촉각
제 5, 6, 7 차크라 ··· 시각이 지배적인 감각

개의 차크라

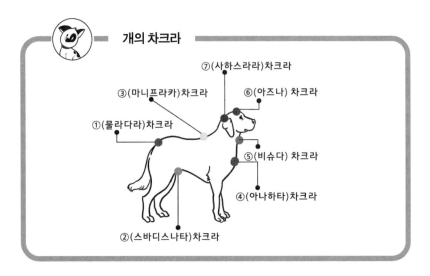

⑦(사하스라라)차크라
③(마니프라카)차크라
⑥(아즈나) 차크라
①(물라다라)차크라
⑤(비슈다) 차크라
④(아나하타)차크라
②(스바디스나타)차크라

◆ 알아두세요 ◆

——————— ◆ 개의 종류 ◆ ———————

한자로 견(犬)·구(狗)·술(戌) 등으로 표기한다. 포유류 중 가장 오래된 가축으로 거의 전세계에서 사육되며 200여 품종이 있다.

야생종이 세계의 몇 개 지역에서 별개로 가축화되어 인간의 선택과 그들 사이의 복잡한 교배로 현재와 같은 다수의 품종이 생겨난 것으로 여겨진다.

개가 인간에게 사육되었다는 가장 오래된 기록은 페르시아의 베르트 동굴의 것으로 BC 9500년경으로 추산되고 있다.

그 후 신석기시대에는 몇 품종이 사육되었는데, 최초의 가축화는 적어도 제4 빙기로 거슬러 올라간다고 보고 있다.

◆ 한국의 토종견

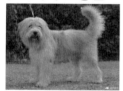
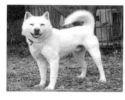
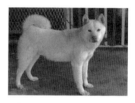

| 풍산개 | 삽살개 | 진도개 |

◆ 한국인이 가장 많이 기르는 견종 TOP3 [2018년 기준]

1. 몰티즈 : 23.9%   2. 푸들: 16.9%   3. 시추: 10.3%

● 그외

포메라니안 / 요크세테리어 / 치와와 / 비숑프리제
골든리트리버 / 웰시코기 / 프렌치 블독 등

8. 서로의 약속

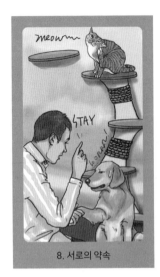

8. 서로의 약속

■ 핵심열쇠

헌신, 인내, 무조건적 수용, 충성, 보답, 신뢰, 확신, 깨달음, 끈기, 투지, 확고부동, 견딤, 참을성, 우직하게, 약속, 전념, 책임, 서로 관계함, 언급

■ 생각열쇠

우리는 반려동물을 입양할 때 그들을 포기하지 않을 것을 약속해야 한다. 그들과 행복하기를 바란다면 생명을 책임진다는 확신을 두고 조건 없는 보살핌의 수용 자세가 되어 있어야 한다. 모든 관계에서는 배려와 헌신, 수용이 중요하듯 당신과 반려동물과의 관계 역시 헌신과 인내는 매우 중요하다.

반려동물은 당신의 삶의 상태와 상관없이 무조건 당신을 따르고 사랑한다. 그리고 자신의 헌신이나 충성심이 값어치 있기를 바라며 보호자에게 100% 충성하고 헌신한다. 그들이 당신을 보호하고 충성하고 헌신하며 조건 없이 사랑하는 것에 대해 보호자로서 보답해야 한다.

그들은 이전에 이유 없는 학대나 행동학적 문제로 제대로 양육되지 못하거나 파양되거나 버림받은 경험(유기)이 있을 수 있다. 그래서 어떤 상황에서든 보호자가 자신을 버리지 않을 것이라는 믿음을 갖고 싶어 한다.

■ 행동열쇠

보호자가 자신을 포기하지 않을까 하는 불안감에서 해방되고 우리 곁에서 사랑과 가족의 일원으로서 존재할 수 있는지 확신이 필요하다.

만약 아가들의 문제행동으로 힘들다면 간혹, 또는 자주 당신이 문제의 원인을 제공할 수 있다는 것도 깨달아야 한다. 그것을 깨닫는다면 문제 해결에 중요한 단서가 될 것이고 당신에게 큰 배움의 기회가 될지도 모른다.

보호자가 인내심을 가지고 문제의 행동을 훈련시킨다면 그들은 보호자와 신뢰가 더욱 확고해질 것이다. 이제 당신이 무엇을 그들에게 보여주며 행동하며 지내야 하는지 생각하라.

■ 마음열쇠

이 카드는 반려동물이 과거의 기억이나 보호자의 극단적이고 부정적인 단어 사용으로 마음이 아플 때(실제로 신체가 아플 수도 있다), 감정이 불안하고 압박감을 느낄 때, 보호자가 참을성 있게 전념해 주기를 바랄 수도 있다는 뜻이다.

아가들에 대한 보호자의 확고부동한 믿음이 있다면 그들은 100% 더 나아진 모습으로 우리 앞에 설 것이다.

그들은 상처와 나쁜 기억의 회복을 간절히 원한다. 그러한 것을 보호자가 알아주면서 믿음과 헌신, 인내를 보여준다면 분명 그들은 서서히 치유되는 기적을 보일 것이다.

9. 규칙훈련

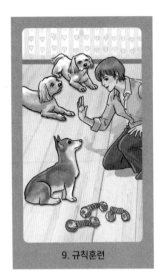

9. 규칙훈련

■ 핵심열쇠

훈육, 규칙, 훈련, 배움, 강화훈련, 안전, 수련, 단련, 규율준수, 통제, 자제, 풍기, 생활 규범, 훈계 징벌, 철칙, 예의범절

■ 생각열쇠

모든 가정에서는 순조롭게 생활하기 위한 규칙이 필요하다. 그리고 그 규칙을 정하기 위해 가족이 모두 동의해야 하고 무엇보다 일관성이 중요하다. 그러한 규칙을 당신을 기쁘게 해주고 싶어하는 반려동물에게 정식적으로 가르쳐야 한다. 반려동물의 생활에 많은 규칙을 부여하고 훈련시키는 것은 그들의 위험을 방지하고 안전을 지키는 길이다.

훈련은 습관을 만드는 일이다. 긍정적 훈련이 바탕이 되려면 먼저 교감과 신뢰가 형성되어야 한다. 그러기 위해서는 보호자가 직접 훈련을 시키는 것이 좋다.

반려동물은 자신들의 어떤 행동에 보호자가 칭찬하는지 이해해야 명령어에 대한 신호를 이해할 수 있다. 반려동물의 혼란스러운 생각들은 그들을 불편하게 만드는 원인이다. 만약 그들이 당신의 명령에 반응하지 않는다면 아마도 그들은 당신이 무엇을 요구하는지 이해하지 못하고 당신의 뜻을 파악하지 못해서 그럴 수 있다.

■ 행동열쇠

보호자는 훈련 전에 반려동물들의 문제행동이 무엇인지 먼저 파악하는 것부터 시작하여야 한다.

이 카드를 뽑은 것은 반려동물이 배우고 싶어 하고 지시를 받을 준비가 되어 있다는 것을 의미한다. 만약 반려동물의 훈련을 시킬 시간이 부족하거나 어렵게 느껴진다면 전문가에게 의뢰하여야 한다. 지금이 그들에게 긍정적인 훈련을 공식적으로 시키는 적절한 시기임을 알자.

칭찬과 처벌 규칙으로 옳고 그름을 일관성 있게 알려주어야 한다. 보호자와 반려동물들에게는 생활 규칙은 중요하다. 그러므로 그것을 정하고 규칙이 무너지지 않도록 조심하는 자세가 필요하다.

간단한 규칙 정하는 법을 살펴보자.

1. 명확한 규칙 설정하기
   아가들이 혼란스럽지 않게 가족이 모두 동참하여 행동하여야 한다.

2. 아가들에게 불필요한 것들 제거하기
   사람을 위한 향기 진한 물품이나 스프레이 등은 피부병이나 알레르기 등을 일으킬 수 있다.

3. 본성에 맞지 않는 행동 강요하여 견디도록 하는 것
   현란하고 꽉 낀 옷, 과한 액세서리 착용은 아가들이 불편하고, 엄격한 통제에서 서커스 형식의 훈련이나 전혀 움직이지 못하게 제어만 하는 것 등은 성격을 예민하게 한다.

4. 다른 친구들과 교감하게 하기
   산책 시 코로 주변 탐색(불쾌한 냄새도 허용)을 한다거나 다른 친구를 만날 때의 예의를 가르쳐라.

5. 충분한 운동시키기
   에너지 소모를 하지 않으면 지루해하거나 파괴적 공격성을 보일 수 있다.

6. 긍정적 훈련 보상법 사용하기

훈련시킬 때는 인내심이 필수이다. 기대하는 것을 즉시, 얻지 못해도 낙담하지 말고 나쁜 행동을 벌하기보다는 무시하고 좋은 행동을 보상하라.

체벌이 자주 있으면 겁에 질려 행동 문제를 일으킬 수 있다.

■ 마음열쇠

아가들의 행동 문제에는 아주 구체적이고 일시적(이사, 죽음 등)인 이유가 있을 수 있다. 일시적인 것은 시간이 지나면 상황이 해결되나, 때로는 그렇지 못한 문제행동을 훈련이 필요할 때는 보호자 이외의 동물 행동에 전문성을 가진 전문가의 도움이 필요하다는 것을 잊지 말아야 할 것이다.

우리는 아가들의 보호를 맡은 책임자로서 좋은 대우, 풍족한 애정 표현과 존중하며 항상 잘 대해 주어야 한다. 그러면 그들은 우리에게 기적과 같은 일이 일어나게 할 것이다.

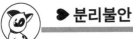 **분리불안**

보호자와 반려견과의 애착 형성이 불안정하게 형성되어 반려견이 보호자와 떨어져 있을 때 불안감을 느끼고 긴장, 흥분한 상태를 일컫는다.

분리불안의 증상

1. 독립성을 상실했을 때는 스스로 판단하고 행동하기가 어려워진다.

2. 보호자와의 신뢰가 무너졌을 때는 이사, 여행, 애견 호텔, 파양의 기억이 있을 때가 원인이다.
   –짧은 기간이라도 보호자가 자신을 놔두고 갈 것 같은 불안감을 느끼는 스트레스를 해소하지 못했을 때 마음이 힘들어 분리불안을 느끼게 된다.

분리불안 훈련

1. 독립성 없는 강아지에게 보호자가 과 보호적인 양육방식은 금물이다.
●보호자가 그들의 불편을 지켜보지 못하고 직접 해결해 주다 보면, 더욱더 누군가 대신 모든 것을 생각, 판단해주기를 기다릴 것이다.
●환경에 맞게 생활하는 과정에서 장벽을 만나게 되면 반려견 혼자 해낼 수 있다는 성취감과 자신감을 심어주는 것이 중요하다. 그렇게 스스로 터득 해간다면 두려움이 해소되어 스스로 해내게 되는 힘을 기르게 될 것이다.
2. 보호자와 분리되는 것에 극도의 스트레스를 받아 생긴다. 그로 인해 상 황적응 부족과 스트레스 해소 부족의 증상이 나타난다.
●산책과 안정감 있는 집안 환경조성을 하고, 규칙을 만들고, 장난감 제공 과 정서 놀이 활동을 꾸준히 해주는 것이 권장한다.

10. 휴식시간

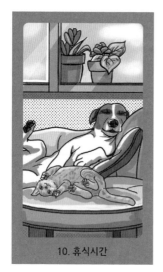

10. 휴식시간

■ **핵심열쇠**

휴식, 느긋함, 재충전, 한가한 시간, 주인 품 안기기, 정지시간, 작동 멈춤, 휴지 시간, 나른함, 느긋함

■ **생각열쇠**

인간이든 동물이든 얼마나 오래 사느냐보다 얼마나 건강하게 사느냐가 중요하다. 그러기 위해서는 수면과 휴식은 필수다.

휴식은 아무것도 하지 않고 지내는 것이다. 육체의 움직임을 비롯하여 뇌의 작동도 멈추는 것이 진정한 휴식이다. 지금은 이러한 휴식이 필요할 때라는 것을 알려주고 있다.

만약 최근에 일상생활에 쫓기거나 반려동물들을 보살피는 데 주력하느라 휴식 없이 지내왔다면 삶의 속도를 늦추라는 메시지를 보호자에게 보내는 중이다.

당신은 그 조언대로 잠시 하던 것을 멈추고 에너지를 재충전해야 한다. 그동안 당신과 반려동물의 생활이 편안하고 건강한 시간들로 지내 왔는지 점검해봐야 한다. 지나치게 바쁘고 정신없는 나날들이 당신의 에너지를 현란하게 만들고 지치게 했다면 반려동물들도 그 영향을 크게 받았을 것이다.

■ **행동열쇠**

반려동물은 당신의 삶이 여유롭고 느긋하길 바란다. 휴식을 취하라고

해서 의미 없이 하루하루를 보내라는 것은 아니다. 보호자의 생활방식이 지나치게 불규칙하면 반려동물들은 스트레스를 받는다.

매일 머리 아픈 일에 몰두하는 것을 멈추고 온전히 반려동물과 함께하는 시간에 할애해 보자.

반려동물은 당신의 휴식하는 시간에 당신 품에서 휴식 시간을 보내는 것을 고마워할 것이다. 그들도 휴식 시간이 매우 필요하다. 언제나 정해진 시간에 휴식과 잠을 자도록 노력하라.

■ 마음열쇠

모든 생명체는 휴식이 꼭 필요하다. 육체적 피로를 풀고 심신의 안정을 위하여 생활 리듬에서 정지된 시간을 즐기는 것도 하나의 재충전 방법이다.

휴식은 그저 긴장을 풀고 아무것도 하지 않는 것에 국한되지 않고 오롯한 만족감을 얻을 수 있는 시간이다. 무작정 쉬는 수동적 휴식보다는 편안함과 안정감이 드는 적극적인 휴식이 중요하다. 그러한 편안한 휴식 속에 서로의 존재감을 의식하며 나의 반려동물과 더 나은 삶을 살 수 있을 것이다.

반려동물 상식

반려동물을 선물하지 마세요!

반려동물을 선물로 권장되지 않는 이유는 여러 가지가 있다.
그중 하나는 유대감의 문제이다.
선물 받는 사람이 이 동물과의 정서와 연결될지 당신이 알지 못하기 때문이다.

11. 정리정돈

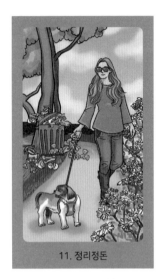

11. 정리정돈

■ **핵심열쇠**

환경정리, 공간 청결, 에너지 복구, 주변 고려, 독성제거, 정화 활동, 자연환경, 주변 상황, 환경평가, 분위기

■ **생각열쇠**

여러분의 반려동물들을 위해 그들이 필요한 환경을 충분히 제공하여야 한다. 그들의 생활환경은 안전하고 보호받는 느낌을 주고 청결과 위생적인 환경이 주어져야 한다.

그들은 환경에 민감하므로 더 많은 시간을 할애하여 주변을 살펴야 한다. 그들의 긍정적 에너지를 복구하기 위해서는 현재의 공간을 청결하게 정리하고 매번 주변 환경을 살펴보아야 한다. 반려동물들은 보호자와 똑같이 환경을 공유하기 때문에 보호자가 느끼는 스트레스가 그대로 전달될 수 있다.

지금 주변 환경의 물리적으로 공간이 어지럽거나 정서적으로 해로운 악취나 청결치 못한 기자재 때문에 정신적, 감정적 스트레스를 받을 수 있다. 우리의 공간에 소리나 공기 등에 독성을 제거하고 맑고 깔끔한 이상적인 환경을 조성해야 한다.

반려동물은 직관력이 뛰어나고 에너지를 예민하게 느끼기 때문에 어떤 것을 피해야 하는지 잘 알 수 있으므로 그들의 경고를 빨리 알아차려야 한다.

■ 행동열쇠

사랑스러운 아가들을 위해서 함께하고 있는 공간을 깨끗하고 긍정적 에너지가 가득 찬 환경으로 만들어 주어야 한다.

동물들에게 심적 안정을 주는 소리나 음악을 들려주거나 유익한 향이나 초를 켜서 좋은 훈증으로 정화하는 방법도 있다. 당신의 집과 일터 그리고 자주 가거나 머무는 장소들을 깨끗이 정화될 수 있게 하고 청결을 꼭 유지하여야 한다. 그것이 자신과 반려동물을 보호하려고 애쓰는 배려이다. 훈훈한 표정과 마음으로 그들을 대하고 건강하기를 기원하라.

■ 마음열쇠

물리적 환경문제는 공기 상태나 바닥의 오염 및 화학성분 냄새, 먼지, 꽃가루, 알레르기를 일으킬 수 있는 것을 말한다. 그리고 다른 관계에서 좋지 못한 관계나 스트레스나 걱정과 고민 등은 우리의 인체 내에서 독성을 만들어 내게 된다. 이러한 것들에 노출된 보호자의 에너지에 반려동물들은 빨리 반응하게 되므로 어떻게 반응하는지 행동을 관찰하고 주의를 기울여야 한다.

반려동물 상식

러브펫타로로 나의 반려동물과 마음 잇기

Q. 꼬미(반려동물의 이름)는 내가 어떻게 해주기를 바라나?

| 과거 | 현재 | 미래 |

A. 세 장의 카드를 뽑고 왼쪽부터 차례로 해석한다.

12. 운동

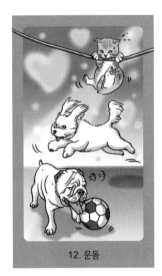

12. 운동

■ 핵심열쇠

운동, 활발함, 컨디션 충만, 다이어트, 체력유지, 체력 단련, 체조, 연습, 훈련, 능력 항상, 반복 노력, 실전 실행, 숙달 과정

■ 생각열쇠

동물들에게는 하루에 필요한 운동량이 있다. 동물들은 에너지를 소비하고 최적의 몸 상태를 유지하기 위해 매일 적당한 운동이 필요하다. 그들이 필요로 하는 만큼 신체 활동을 할 수 있도록 하는 것은 단순히 신체를 웰빙하게 할 뿐 아니라 정신건강에도 유익하다.

이 카드는 반려동물과 함께 몸을 움직여 운동할 시간이라는 것을 알려준다. 요즘 반려동물이 힘이 없고 무기력해 보였다면 충분한 운동 시간이 없었기 때문이다. 그리고 비만 관련한 문제의 해결책도 운동이다.

비만은 사람이나 동물에게 문제가 된다. 건강과 적당한 체형을 유지하기 위해서는 식사량과 간식의 조절도 필요하지만, 활동을 많이 하고 운동을 겸해야 한다. 반려동물들을 충분히 운동시키는 일은 매우 중요하며, 특히 좁은 공간에서 살아가고 있다면 더욱 그러하다.

■ 행동열쇠

당신이 반려동물을 위하고 사랑의 표현을 하고 싶다면 시간을 내서 밖으로 나가 함께 운동하라. 아이들이 행복하기를 바란다면 건강할 수 있도록 관리해 주어야 한다.

그 방법의 하나가 바로 필요한 운동을 할 수 있는 기회를 만들어 주는 것이다. 인간과 마찬가지로 동물 또한 정적인 생활 습관이 계속되는 경우, 정신 및 신체적으로 큰 상처를 입을 수 있다.

운동은 심장을 튼튼하게 하여 몸을 재충전시키며 활기차도록 도와준다. 어떤 동물들은 기본 운동보다 더 많은 운동을 해야 하는 때도 있으니 그들이 특별하게 필요로 하는 것이 무엇인지를 살피도록 하라.

♥ 실내에서 생활하는 고양이는 매일 움직일 놀이를 해라.
  실외 대형견이나 말 등은 다른 친구들과 어울려 친교를 맺으며 놀 필요가 있다.
♥ 실내외 개는 보호자와 달리기, 자전거 탈 때 곁에 달리기, 등산 등이 좋다.

■ 마음열쇠

반려동물들이 혼자 보내는 시간이 긴 경우 기분과 성격이 변할 수 있다. 집에 혼자 있는 것을 힘들어하여 분리불안을 앓고 있는 경향이 있고, 지배적인 성향이거나 운동 능력이 뛰어난 경우에는 활동 부족의 원인으로 자기 파괴적 행동으로 이어질 수 있다. 그들의 올바른 행동과 컨디션 상승을 위해 보호자가 마음을 집중하여 보살펴야 한다.

13. 기진맥진

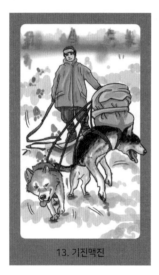

13. 기진맥진

■ 핵심열쇠

탈진, 기진맥진, 소진, 소모, 고갈된 에너지, 지침, 스트레스, 피로, 힘듦, 녹초, 부산한 분위기, 영양결핍, 신체기능 저하

■ 생각열쇠

최근 반려동물이 힘이 없고 에너지가 방전되어 보인다면 당신의 스트레스와 피로가 원인일 수 있다. 혹시, 소란스러운 생활환경에 노출되었거나, 이사나 여행, 집안 행사를 치르면서 집안 분위기가 부산스러웠는지를 되짚어보자.

반려동물들은 보호자의 삶의 에너지를 그대로 흡수하므로 보호자의 기운 하락이 그들의 에너지가 고갈되게 하는 원인을 제공했을 수도 있다. 아가들을 위해 보호자가 평소 생활에서 이들과 함께(혹은 개인적으로) 결핍된 에너지를 공급할 수 있는 창의적이고 새로운 방법을 시도해 보도록 해야 한다.

그들의 에너지 보충을 돕기 위해서는 잠자리가 편안하고 조용하며 생활공간이 안전하다는 것을 확신시켜야 한다. 또한 필요한 영양분(비타민. 단백질. 칼슘 등)을 체크하고 신경 써야 한다.

■ 행동열쇠

반려동물의 건강을 점검하는 것과 그들이 무엇을 원하는지 관심을 가지고 귀 기울이는 것은 보호자의 당연한 의무이다. 아가들은 안정되

38

고 조용하며 침착한 환경을 선호한다. 보호자가 가능한 한 규칙적인 생활 리듬을 지켜주면 반려동물들의 지친 에너지 향상에 도움을 줄 수 있다.

혹시, 계단 오르기, 점프 같은 반복적인 움직임이 지나치게 많은 지도 살펴보아야 한다. 그러한 활동들은 만성 근육 긴장이나 통증, 상처들을 유발할 수 있으므로 신경을 써가며 활동하게 해야 한다.

■ 마음열쇠

함께 살아가는 반려자로서 같이 호흡하고 에너지를 연결하며 집중해주는 것이 보호자의 배려다. 반려동물을 키우는 것은 우리의 조건 없는 사랑을 전해주기 위함이다. 우리는 그들이 행복한지, 피곤한지, 슬픈지, 차분한지 감정을 공감하는 것에 늘 민감하게 반응해야 한다.

그들은 당신이 곁에서 함께 하는 것만으로도 많이 감사하고 벅차고 기뻐할 것이다. 당신 같은 보호자가 있으므로 그들의 자신감은 향상되며, 안정된 생활로 그들과 더불어 삶의 모든 면에서 기쁨이 증가할 것이다.

궁금해요

▶개는 색맹일까?

개는 색맹이 아니다.
연구에 따르면 개들이 인식하는 색상 범위는 인간이나 다른 동물들이 볼 수 있는 범위와 비교하면 제한적이다.
노란색이나 보라색, 파란색을 보며 개의 망막에는 간체가 더 많고 황반이 없어서 인간 수준의 선명한 시각적 세부 사항까지 볼 수는 없다.
단, 야간 시력은 우수하고 움직임을 추적하는 것도 인간보다 월등하다.

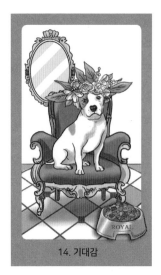

14. 기대감

14. 기대감

■ 핵심열쇠

예상, 기대감, 후원, 최고 결과, 원상 복귀, 긍정적 믿음, 회복, 자가 치유 능력, 충족, 기대 요구, 예상, 바라다, 생각, 상상, 기대치, 원함, 예견

■ 생각열쇠

반려동물들은 보호자들에게 자신이 최고의 사랑을 받길 원한다. 그러므로 당신은 반려동물의 가장 큰 지지자이며 후원자가 되어야 한다. 보호자의 훈련이나 행동 교정뿐 아니라 아픈 곳을 치료해 주는 것까지도 온통 보호자에게 기댈 수밖에 없다. 그리고 최고의 결과치를 기대하는 보호자를 위해 노력한다.

만약, 그들에게 건강 문제가 생겼다면 보호자는 의심할 여지없이 그들의 건강이 회복되리라는 것을 믿고 확신을 해야 한다. 보호자의 긍정적 에너지는 반려동물을 안정되게 할 뿐만 아니라 자가 치유력을 가속하는 원인이 될 것이므로 믿음에 보답을 받을 수 있을 것이다.

■ 행동열쇠

그동안 사람에 대한 각국의 많은 연구 결과를 살펴보면, 의사가 '환자의 병을 고칠 수 있다' 라는 확신은 환자의 예후 증상을 포함하여 건강 회복에 영향을 미치는 중요한 요인 중 하나라고 말하고 있다.

우리 반려동물의 건강이 심각한 문제가 생겨 전문가가 가망이 없다는 진단을 내렸다고 한다고 가정했을 때 보호자는 어떻게 해야 할까?

절대 부정적인 감정에 휘말리지 말고 언제나 회복 가능하다고 자신의 내면을 조절해야 한다. 그리고 다른 방법도 찾아보아야 한다. 신체의 자가 치유 능력을 인정하는 다른 전문가를 찾던지, 보호자가 할 수 있는 모든 것을 동원해야 한다.

기대하는 결과치를 내기 위한 당신의 노력하는 태도는 긍정적 바람을 충족시켜줄 것이다.

■ 마음열쇠

반려동물의 행동학적 문제가 보인다면 그들에게 당신이 무엇을 원하는지 심상화시켜 집중하라. 그들은 긍정이든 부정이든 당신이 집중하는 것에 초점을 맞춰 반응할 것이다. 우리의 반려동물들은 모두 주인을 기쁘게 하여 사랑받고 싶어 하는 기본적인 생각을 하고 있다.

당신이 그들에게 최고의 것을 기대한다면 그들도 당신의 기대에 충족시키려 노력할 것이다.

궁금해요

▶개의 코가 촉촉하면 건강 신호일까?

개의 코가 촉촉한 이유는 땀샘이 별로 없으므로 발바닥이나 콧등으로 수분을 배출하여 체온조절을 하기 위해서이다. 코의 분비샘에서 얇은 막의 점액을 분비하여 촉촉한 코를 유지한다. 이 점액은 냄새를 흡수하는 역할을 하며 가끔 코를 핥는 이유도 냄새를 가져가려고 하는 행동이다.
코가 촉촉하지 않다고 하여도 꼭 건강상에 문제가 있는 것은 아니니 평소와 다르게 식욕, 활동성, 콧물 등을 체크 하여 살펴보는 것이 좋다.

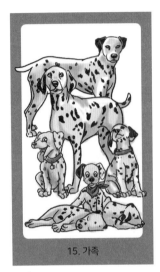

15. 가족

15. 가족

■ 핵심열쇠

가족, 유대감, 공유감, 충성, 안전함, 마음 열기, 조화, 구성원, 가정, 가구, 집안 식구, 일가족

■ 생각열쇠

반려동물은 대체 불가능한 가족의 구성원이다. 인간은 가족관계 속에서 속상하고 다툼이 존재해도 가족이 기쁨과 활력의 원천이 될 수 있다.

반려동물도 가족의 일원으로 함께 더불어 살아가므로 당신을 위해 함께 하고 당신이 행복해지기를 바란다. 서로 행복하게 공존하기 위해서는 열린 마음으로 상호 사랑의 주고받음이 가능해야 한다.

그들은 인간의 가장 기본적인 욕구인 애정을 능수능란한 방법으로 샘솟게 하여 심리적 안정을 찾게 하는데 전문가이다.

이 카드는 반려동물이 스스로 당신의 가족의 일부라는 것을 인정하고 가족 구성원들과 같은 공간에서 유대감을 형성하여 지내는 것에 고마워하고 있다는 증거이다. 또한, 가족들의 진정성 있는 마음을 느끼고 싶어 하고 조건 없이 신뢰하며, 사랑하며, 당신을 위해 곁을 지키려 다짐한다.

■ 행동열쇠

당신이 반려동물을 사랑하고 아낀다면 함께 지내는 다른 가족들도 그렇게 대해 주도록 지도하여야 한다.

만약, 반려동물을 사랑하는 사람의 마음과는 달리 식구 중 싫어하는 사람이 있다면 조금씩 서로를 배려하고 이해하도록 권유해야 한다. 그러한 행동도 힘들다면 아가들이 불안한 감정을 느끼지 않게 최소한 음성이나 행동에 신경을 쓰도록 부탁하라.

그들은 당신과 가족들이 조화롭기를 바라고 그 속에서 같은 구성원이 되기를 바란다. 가장 친밀한 보호자가 그들 편이 되어 주변을 통제할 수 있다는 신뢰를 주고 언제나 곁에 있다는 것을 알면 안전함을 느낄 수 있을 것이다.

■ 마음열쇠

가족 구성원에서 배제되어 홀로 있다는 감정이 들면 그들은 불안해하고 슬퍼한다. 그리고 보호자의 가족 불화로 인해 우울함이나 평온하지 못한 분위기는 반려동물에게 크게 영향을 미치게 된다.

사람들의 감정적 압박감이나 공포, 긴장, 좌절감, 무기력증, 슬픔, 우울감은 반려동물들에게 그대로 전달되어 신체적 증상으로 나타난다.

보호자가 스스로를 먼저 진정시키고 긴장을 완화하면 그들도 편안해질 것이다.

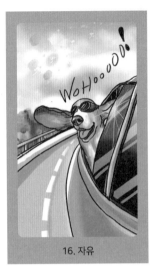

16. 자유

16. 자유

■ 핵심열쇠

자유, 순응, 즐김, 짧은 휴가, 느긋하기, 하고 싶은 대로, 구속받기 싫은, 통제 해제, 자기 결정, 자유권, 여유, 독립, 자립

■ 생각열쇠

당신과 반려동물은 현재 생활에 더 많은 자유가 필요할 때다. 자연과 시간의 흐름에 순응하고 당신에게 주어진 모든 순간을, 있는 그대로 즐겨야 할 때다.

바쁜 일상과 틀에 박힌 일상에서 자신에게 너무 많은 것을 요구하고 스스로를 압박하여 갇힌 생활을 하진 않았는지 되돌아봐야 한다. 그러한 시간은 당신에게 맞춰 살았던 반려동물에게도 무겁게 짓눌림을 느끼게 했을 것이다. 이제는 지금까지의 생활 규칙과 통제와 제한, 의무감과 책임감에서 해방되어야 할 때이다.

그들은 당신과 함께 짧은 시간이라도 정해진 책임과 규칙에서 벗어나 자유를 경험하기를 원하고 있다. 에너지와 열정을 보충하는 시간이 필요하다는 메시지를 당신에게 보내는 것이다.

■ 행동열쇠

반려동물들은 요즘 가족을 지키며 가족들에게 감정적 지지를 받기 위해 주어진 임무로 부담을 느끼고 집중해왔을 것이다. 가장 충성스러운 가족으로서 자신의 역할을 다하느라 책임감과 압박감의 버거운 일상이였을지 모른다. 이러한 역할은 동물들로서는 지나친 긴장감을 고조시킬 수 있으므로 잠시라도 보호자의 권한으로 그들에게 하고 싶은 대로 하도록 자유권을 주어야 한다.

그들도 걱정 없는 자유를 추구한다. 애견운동장 같은 곳(안전한 동물 전용장소)에서 보살핌 없이 온종일 마음껏 자유롭게 뛰어노는 시간이 필요하다는 것을 상기하고 당장 계획을 세워라. 그동안 가보지 못한 새로운 야외 시설 등을 탐험해 보는 것도 나쁘지 않다.

■ 마음열쇠

반려동물들에게 맛있는 사료와 간식, 편안한 잠자리 제공이 보호자의 의무를 다한 것은 아니다.

늘 같은 장소보다는 산, 들판, 교외 지역, 바닷가 등 반려동물 허가지역을 찾아 여러 장소를 선택지로 놓고 아이의 여유롭고 자유로운 시간을 제공해주자.

그들이 그동안 통제 속에서 쌓아온 에너지를 발산하고 푸른 잔디밭에서 해맑게 뛰어다니는 모습을 보고 있으면 보호자의 마음도 뿌듯할 것이다.

 반려동물 상식

❯동물보호법 제 13조
1. 등록 대상 동물을 데리고 외출 시에는 목줄 등 안전조치
2. 배설물이 생겼을 때는 즉시 수거

17. 우정

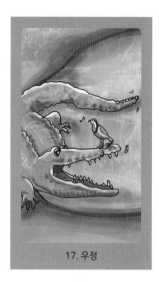

17. 우정

■ 핵심열쇠

우정, 친한 친구, 함께 놀기, 교우관계, 친선, 지지자, 동조자, 우리 편, 동지, 후원자, 유대관계, 벗, 친목, 친선, 애착

■ 생각열쇠

반려동물은 친구와의 우정이 영원히 변치 않는다는 것을 믿으며 당신을 언제나 가장 친한 친구로 생각한다.

보호자가 어떤 기분으로 어떤 상황에 부딪혀 있던지, 당신을 위해 존재하려 하고 자신의 존재감도 당신이 알아주기를 바란다. 당신의 걱정, 고민, 부담, 외로움 등을 나의 친한 사람 친구에게 말하듯이 반려동물에게 말해라.

반려동물들은 당신의 안위와 건강이 곧 그들의 평화와 건강이므로 보호자가 자신에게 의지하고 있다는 사실은, 그들의 존재에 대한 존중감이기 때문에 매우 흡족해하고 행복해 할 것이다.

■ 행동열쇠

동물과 인간 사이에는 공백이 존재할 수밖에 없다. 같은 언어를 공유하지 않으니 온전한 소통은 불가능하다. 그러나 단순히 함께 지내는 동물이라고 인식하면 안 된다. 그들은 우리의 동반자이며 친밀한 친구이다.

그들을 대할 때 인간 중심의 사고를 고집할 것이 아니라 반려동물의 눈으로 세상을 이해하려고 노력해보자.

그들이 나를 바라보는 마음과 같은 역지사지를 전제로 그들과 소통 채널을 만든다면 의미 있는 진정한 친구로 거듭날 것이다.

■ 마음열쇠

만약 최근 반려동물과 떨어져 지낸 시간이 있었다든지 함께 놀아줄 시간이 없었다면, 그들은 분리 감으로 불안감을 느꼈을 것이고, 당신에 대한 애착 형성을 더 깊이 맺기를 원할 것이다. 혹시 최근 반려동물의 죽음을 경험했다면, 그들의 영혼은 당신의 영원한 안내자이자 동반자로서 남고 싶어 한다는 것을 알아주어야 한다.

친구란 서로 보지 않아도 마음을 교감할 수 있고 위안이 되는 존재이기 때문이다.

궁금해요

❥토끼는 당근을 진짜 좋아할까?
토끼는 초식성 동물로 모든 종류의 풀과 과일을 먹을 수 있다.
각자 토끼의 식성에 따라 다를 수는 있지만, 건초를 주식으로 하는 것이 좋다. 집에서 기르는 토끼에게는 사료가 가장 안전할 수 있다.

18. 친절

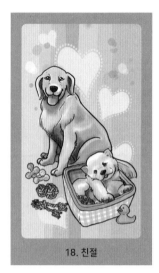

18. 친절

■ 핵심열쇠

친절한, 상냥한, 온화함, 배려, 보살핌, 관대함, 조용한, 순한, 조심스러운, 점잖은, 정다운, 고운, 융화, 온유, 온순, 선한

■ 생각열쇠

당신과 반려동물 모두에게 지금은 따뜻한 배려의 시간이 필요하다. 요즘 보호자의 바쁜 일정과 불규칙한 일상의 상황이 계속 되면서 온종일 반려동물도 혼란스러웠을 것이다. 당신의 불안함과 조바심이 그들에게 그대로 전달되면서 균형이 깨지고 있다는 것을 감지하여 힘들어하고 있다.

이제 당신의 온화함과 균형적 일상을 유지하기를 바라는 그들의 메시지에 집중해야 한다.

만약, 반려동물이 잘못된 행동으로 당신이 화가 났더라도 잠시 감정을 진정시키고 참을성 있게 친절한 목소리로 잘못을 지적해주고 훈육해야 한다. 동물들은 화나고 꾸짖는 소리보다 온화한 소리, 친절한 몸짓에 더 긍정적으로 반응한다.

■ 행동열쇠

당신의 신경이 예민하게 날카로워져 있고 공격적 감정을 느낀다면, 반려동물을 바라보고 그들의 사랑과 상냥함을 느껴보는 잠깐의 시간을 가져라.

당신의 화난 감정과 예민한 숨소리가 사라질 때까지 그들의 부드러운 눈빛을 보고 그들의 평화로운 호흡에 맞추어 온몸으로 그들의 기운을 흡수하고 감싸주어라. 당신과 반려동물 모두에게 사랑의 보살핌이 필요할 때이다.

이러한 방법이 혼내는 방법보다 훨씬 번거로울 수 있다. 하지만 때론 가장 쉬운 길이 가장 나쁜 길이 되기도 한다.

■ 마음열쇠

반려동물들과 평소 생활에서 당신의 부드럽고 순수한 사랑의 정보를 전달할 수 있는 주파수를 형성시켜 행동에 옮겨라.

그들의 바람직한 행동에 대해서는 즉각적 보상을 해주고, 바람직하지 못한 행동에 대해서는 즐거움을 제거하는 관대한 교육 방법을 취해야 한다. 이러한 교육법은 큰 부작용 없이 매우 행복하고 즐거운 교육과정으로 인식할 수 있을 것이다.

당신이나 반려동물을 위해서는 감정적으로 반응하지 말고 당신의 기분이나 상황을 전환 시켜야 한다.

그러면 그들도 그러한 에너지를 받아들여 평온해질 것이다.

◗개 짖음 문제

짖지 않게 하려면 왜 짖는지부터 알아야 한다.
그 문제를 없애주면 짖는 행동은 자연스레 개선된다.
개가 짖는 가장 일반적인 이유는 경보 혹은 경고다.
개는 늘 주위 환경을 의식하고 침입자 또는 위험한 동물이 가까이 오면 크게 짖어 사람에게 의사를 전달하고 싶어 한다.

그렇다면 개가 짖을 때 보호자는 어떻게 행동해야 할까.
가장 적절한 반응은 개의 신호에 관심을 기울이고 개가 알리고자 하는 내용이 무엇인지 흥분하지 않은 상태로 침착하게 행동하는 것이 좋다.

개를 보호자 옆으로 데려와 '앉아' 또는 '엎드려' 등의 안정된 상태를 취하게 한 뒤 칭찬해주자.

그 상황이 위험한 것이 아니면 개를 안심시키는 게 좋다(개한테 아직 잘못된 인식이 생기기 전, 아주 어릴 때 반복적으로 실시하면 좋은 효과를 볼 수 있다).

간단한 방법으로 문제가 해결되지 않으면 전문 행동 트레이너의 도움을 받을 것을 권장한다.

교육할 때 도움이 되는 도구 '헤드홀터(head halter)'

산책 시 개의 공격성을 통제하고자 고안된 것으로 개가 짖을 때 살짝 줄을 당기면 입이 저절로 닫힌다

◗안락사에 대한 고민

고통을 받다가 죽는 것이 좋은가? 아니면 고통을 벗어나기 위해 죽음을 선택하는 것이 좋은가?

만일, 반려동물이 질병이나 사고로 인한 고통 속에 있다면 안락사에 대해서도 신중하게 고민해보아야 한다. 그러나 반려동물의 육체적, 정신적 건강에 이상이 없는 경우 안락사 시행은 엄격하게 제한되어야 한다. 하지만 만성 질병으로 인한 반려동물의 고통을 인식하고 치료의 가능 여부를 잘 따져본 뒤 이제는 고통이 줄거나 상태가 나아지지 않는다면 안락사에 대해 고민을 해보는 것이 바람직할지도 모른다. 최선을 다해 치료하였으나 회복할 수 없는 고통을 가진 반려동물에게는 안락사가 어쩌면 마지막 인도적인 방법일 수도 있다는 것이다.

보호자들도 수의사가 먼저 안락사를 권유하는 게 쉽지 않으므로, 우리 아이를 사랑하는 만큼 안락사에 대해 한 번쯤 고민해 볼 필요가 있다. 그 누구도 쉽게 판단할 수는 없고 또 올바른 것인지 단정할 수 없지만, 반려동물이 지속적인 고통 아래 있거나, 치료하여도 그 고통을 줄일 수 없다면 결국 그 반려동물의 보호자가 결정해야 한다.

동물일지라도 생명을 소중하게 여겨야 하는 윤리적인 문제, 보호자의 책임, 어쩌면 신의 영역이라고 할 수 있는 생명에 관한 중대한 사항이지만, 오롯이 그 반려동물 중심으로 생각하고 또 결정하자는 것이다. 보편적으로 안락사는 수면마취를 통해 아이가 깊이 잠들었을 때 약물을 주입하는 방식으로 시행되며 반려동물이 최대한 고통 없이 떠날 수 있도록 이뤄진다. 비용은 반려동물의 체중에 따라 다르지만 10만~20만 원 정도고 동물병원마다 차이가 있다.

19. 자연스러움

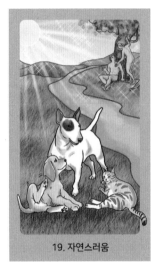

19. 자연스러움

■ 핵심열쇠

기초 교육, 기초지식, 땅바닥, 지면, 대지의 에너지 연결. 자연적인, 지구의 진동 느끼기, 자연 속 산책, 땅에 신체 접촉, 자연식, 수면, 안착, 자신의 자리를 잡음

■ 생각열쇠

동물들은 자연과 밀접하게 연결된 유기체이다. 그러나 인간의 환경에 많은 시간을 보내면서 지구의 균형 잡힌 에너지와 분리되어 살아온 경향이 있었다. 지구의 자연스러운 진동은 모든 유기체들에 건강과 조화를 복구시켜주는 능력을 갖추고 있다.

우리의 반려동물들은 지금 지구의 에너지를 신체와 연결해서 그 진동과 자연의 초월적인 힘을 느껴야 할 때다. 그러한 행동은 그들에게 있는 잡생각을 없애주고 육체의 불안을 없애주는 놀라운 기능을 발휘하게 한다.

보호자의 변덕스러운 행동과 복잡한 생각들은 반려동물들을 대지의 에너지와 연결을 끊는 역할을 했을 것이고, 반려동물들은 그 영향을 그대로 받았을 것이다. 만약 최근에 반려동물이 지나친 공격성과 불안감으로 인한 과잉 활동들로 사고를 자주 일으켰다면 이번 기회에 자연과 더불어 기초 교육이 필요하다.

■ 행동열쇠

당신과 반려동물에게 가장 좋은 방법은 온몸과 생각을 이완한 상태로 주기적으로 자연 속에서 산책을 즐겨라. 그러한 것들이 여의치 못하다면 집에서 반려동물과 나란히 누워 발끝부터 머리끝까지 지구와 연결되어 에너지를 끌어안는다는 느낌의 신체 이완 활동을 해보자.

부드럽게 빗질을 해준다든지 마사지나 신체 접촉을 자주 시도하라. 그리고 가능한 한 가공되지 않는 건강한 자연식을 섭취한다든지 깊은 수면도 도움이 된다. 이러한 활동들은 당신의 에너지를 정화 시키며 균형을 이루게 해줄 것이다. 또한 이러한 행동들을 통해 반려동물들의 원하는 것을 당신은 느끼게 될 것이다.

■ 마음열쇠

기본적으로 지구에 사는 존재(인간, 동물, 식물 등)라면 중력을 통해 지구에 안착해 있다. 반려동물들과 함께 자신의 의식이 자신의 몸이라는 집에 잘 안착해 있는지 살펴보자. 생각이 가득 차 있거나 멍한 기분으로 자신이 무엇을 하고 있는지 제대로 자각하지 못한, 붕 떠 있는 느낌이 든다면 당장 그라운딩이 필요하다.

몸은 세상과 연결되는 통로이기 때문에 잘 안착해 있게 되면 내적 외적인 변화가 크게 일어난다. 내적 외적으로 균형이 잡히면서 긴장이 풀리고 안정감이 생긴다.

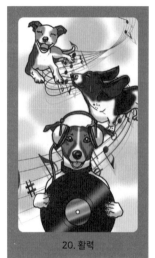

20. 활력

20. 활력

■ 핵심열쇠

치유, 활력, 마음의 휴식, 사랑의 힘, 힐링, 재 복구, 재충전, 낫게 하다, 편안한 휴식, 아물다, 슬픔이 사라지다

■ 생각열쇠

당신의 반려동물을 향한 사랑의 힘은 굉장한 치유 능력을 갖추고 있다.

어떤 방법(자연, 향기, 노래 등)으로든 힐링은 마법이 아니라 신체를 자연적 상태로 되돌릴 수 있는 간단한 진동의 행위이다.

당신의 반려동물은 당신과 자신에게 지금 당장 신체적, 정신적, 감정적으로 힐링은 매우 중요하며 필요하다는 것을 알리는 카드이다. 그동안의 심란하고 복잡한 감정을 억누르고 살았던 일상에서 벗어나, 재복구의 과정으로 마음의 치유 활동을 챙겨야 할 때이다.

반려동물들과 우리 모두를 위해 환경, 인간관계, 마음의 부정적인 근원들을 제거하는데 당신의 사랑을 최대한 끄집어내어 사용하라. 반려동물과 공유하여 힐링과 재충전으로 사랑을 다시 채워 넣고 채워진 사랑을 다시 반려동물들에게 조건 없이 흠뻑 부어주어라.

■ 행동열쇠

당신과 반려동물은 서로 공생관계라고 생각해야 한다. 당신이 반려동물로 인해 에너지 재충전이 되었다면 반려동물에게도 건강한 사랑을 쏟아주어 되돌려 주도록 노력해야 한다. 우리 아가들은 우리에게 사랑을 받고 사랑을 주는 것을 가장 좋아하고 잘하므로 그들의 사랑도 무조건 받아들이는 것을 충분히 허락해 주도록 하자.

■ 마음열쇠

힐링이란 '건강하도록 치료하거나 회복하는 행위 또는 과정' '건강을 얻는 과정'을 말한다.

휴식할 틈도 없이 쉴 새 없이 바쁜 우리의 삶에서 피로나 인간관계에서 오는 스트레스는 참으로 심각하다. 이 같은 스트레스를 적절히 발산시키지 못하여 마음의 병과 육체의 불균형이 발생하는 일이 빈번하게 일어난다.

아이들과 함께 육체에 기분 좋은 자극을 주어 정신을 안정시키거나, 마음 깊은 곳에 억압된 감정을 발산시키는 방법들로 힐링하는 시간을 가져보자.

아가들도 정신적 위로와 용기를 얻고 건강한 육체를 회복함으로 생기 있는 생활을 영위할 수 있을 것이다.

궁금해요

❥ 금붕어의 기억력은 3초일까?

실제 금붕어의 기억력은 3개월~6개월까지 간다.
장기 기억력이 존재한다는 의미다.
인간과 동물의 아이큐를 같은 기준에서 평가하는 것은 무의미하다.

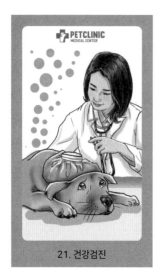

21. 건강검진

21. 건강검진

■ 핵심열쇠

건강점검, 기운 점검, 의사 면담, 신체기능 회복, 자체 검사, 자기진단, 장애 살피기, 과거 건강과 현재 건강 대조하기

■ 생각열쇠

누구나 건강하게 오래 살기를 꿈꾼다. 건강은 한번 나빠지고 나서 치료하는 것보다 나빠지기 전에 미리 예방하는 게 중요하다. 반려동물은 아플 때 표현을 하지 않기 때문에 증상을 보일 때는 이미, 질병이 심각해진 상태일 수도 있다.

반려동물의 신체 건강이나 에너지 균형이 잘못되어 있는지 알아보기 위해 동물병원을 예약하여 건강검진을 해야 할 때이다. 집에서 가깝고 접근성이 좋은, 반려동물들에게 적합한 최고의 동물병원을 찾아보자. 병원 시설도 고려해야 하지만 수의사도 매우 중요하다. 수의사는 의학적 지식은 물론이고 영혼과 육체, 마음과 정신을 반려동물과 가슴 깊이 연결하게 할 수 있는 의사를 찾아야 한다. 인내하고 애정을 가지고 관심을 잘 기울일 줄 아는 의사가 좋다. 동물병원은 '키우는 동물이 아플 때만 찾는 곳'이라고 생각하지 않아야 한다. 건강검진을 통해 그동안 몸에 이상이 있는지 체크하고, 그 결과를 바탕으로 평소 관리에 힘써야 한다.

■ 행동열쇠

질병은 늦게 발견할수록 치료도 어렵고 비용도 많이 들기 때문에 반려동물뿐만 아니라 보호자도 힘들어진다. 그래서 주기적인 건강검진을 받아야 한다.

반려동물은 신체의 변화나 통증이 있을 때 보호자가 알아차리지 못하면 이미 병이 상당 부분 진행돼 병을 치료할 수 있는 적기를 놓친 경우가 많다. 생체시계가 사람보다 빨리 돌아가는 반려동물들은 사람의 1년이 반려견에게는 4년에 해당하므로 짧은 기간 반려동물의 신체는 많은 변화와 노화를 겪는다. 지난해와 올해의 건강 상태에 차이가 크게 날 수 있다는 것을 명심하라.

반려동물의 건강검진 주기에 대해 명확히 정해진 것은 없지만 생후 1년 이후부터는 연중 한 번 건강검진을 해라. 그렇게 하기가 힘들다면 최소한 5살 때까지는 2년에 한 번, 그 이후부터는 1년에 한 번은 꼭 해주도록 노력하라. 반려동물들의 건강한 삶을 위해 주기적인 건강검진은 선택이 아닌 필수이다.

■ 마음열쇠

주인은 반려동물의 정신건강, 먹이, 의료 행위 등을 책임져야 한다. 반려동물의 상태에 대해 문진하듯이 그들의 몸과 에너지장을 스캔해야 한다. 보호자가 주의를 기울인다면 직관적으로 충분히 알 수 있으니 스스로 직감을 믿고 그동안의 상태와 대조해 생각하자.

또한, 보호자의 건강도 완벽한 기능이 회복되도록 더불어 검사해야 한다. 서로가 기운이 없고 건강 상태가 좋지 못할 때 치유하게 하는 힘은, 상호 공유되는 순수한 사랑과 가슴 깊이 교감하는 노력의 의식 단계부터 시작될 수 있다. 잦은 건강점검은 모두가 정신적 위로와 용기를 얻고 건강한 육체를 회복함으로 생기 있는 생활을 영위할 수 있을 것이다.

22. 마음열기

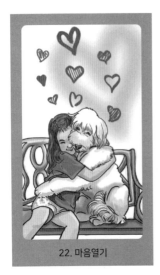

22. 마음열기

■ 핵심열쇠

감정 충만, 행복, 사랑, 마음 열기, 마음 결합, 감정 치유, 감정교류, 진심 나누기, 성의있는, 마음을 터놓고 이야기하기, 숨김없이, 솔직한 이야기, 마음에서 우러나오는, 진실한

■ 생각열쇠

모든 반려인은 내 삶의 동반자인 반려동물과 이야기하고 싶어진다. 반려동물과 에너지적으로 접속해서 마음을 연결(마인드브릿지)하고 대화를 나누는 것은 서로 마음과 마음, 영혼과 영혼의 연결을 통해 생각과 감정을 공유해야 한다. 당신이 마음을 열고 사랑의 힘으로 그들의 마음과 결합한다면, 우리는 상대방의 기분을 감지하고 에너지를 통해 상황을 파악하는 능력을 발휘될 것이다.

반려동물에게나 당신이 사랑과 기쁨을 느낄 수 있는 여러 가지 중 하나가 건강하고 강한 마음이라는 것을 잊지 말아야 한다. 당신이 여행이나 업무로 인해 집에서 멀리 있을 때도 여전히 반려동물과 심장이 황금빛 사랑의 체인으로 연결되어 있다는 것을 확인시키고 보여주어라.

■ 행동열쇠

반려동물의 생각을 이해하고 그들과 소통하기 시작한다면 그들의 삶의 질을 높일 수 있고 우리는 진정한 사랑을 실천할 수 있을 것이다.

반려동물을 이해하고 소통하기 위해서 마음에 연결하려는 시도를 강하게 하라. 그들에게 아무 의심 없이 그저 마음 편히 직관의 소리에 귀 기울이면 된다.

반려동물과의 소통이란, 사람과 사람 사이에 사용하는 언어의 방식이 아니다. 오감을 이용한 에너지 차원의 대화 방식으로, 흔히 말하는 텔레파시(두 사람 사이에 언어나 문자를 사용하지 않고 생각이나 감정을 주고받는 능력)와도 흡사한 것을 말한다. 당신의 믿음이 클수록 많은 경이로운 상황이 이루어지고 기적 같은 감정이 당신 삶을 채워 줄 것이다.

■ 마음열쇠

동물과 교감을 나누며 진정으로 동물을 위하는 것이 무엇인지 깨닫기를 바라는 마음을 가져야 한다. 혹시, 보호자의 원인 모를 감정적 상처나 아픔도 고쳐 줄 수 있도록 진심으로 허락한다면 그들의 사랑이 커다란 치유제가 될 것이다.

과학적으로나 이론적으로 증명되지 못하더라도 반려동물을 성의 있는 마음으로 받아들이고 충분히 소통한다면 그들과 진심을 나누는 사랑으로 교감하는 것을 성공시킬 수 있다.

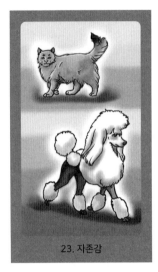

23. 자존감

23. 자존감

■ 핵심열쇠

정체성, 자존감, 존중감 회복, 놀이, 활동, 신원, 신분, 긴밀한 동질감, 유사성, 발견, 존재의 본질, 타인과 구별되는, 차별화, 자아동일성, 주체성, 의식, 자부심, 자존심

■ 생각열쇠

반려동물이 자신의 정체성과 자존감이 의심스러워 혼란을 겪을 수 있는 시기이므로 지금은 반려동물들이 스스로가 자아에 대해 알아야 할 때이다. 그들의 확신과 자신의 믿음이 흔들거릴 만한 사건이 일어났는지 살펴보아라. 예를 들어 가족 휴가로 인해 좁은 칸막이 반려동물 호텔이나 사육장에 갇혀 있었거나 이사로 인해 주거지 변화, 질병으로 인한 상황 발생, 외부에서 다른 반려동물 입양 등으로 인해 스트레스를 받을 수 있다.

만약, 당신의 이러한 새로운 상황과 관계가 반려동물의 자존감을 낮게 만들었다면 당신이 그들을 여전히 사랑하고 아낀다는 확신을 보여주어야 한다. 반려동물들은 변화에 적응하는 동안 정체성과 자존감을 회복할 수 있도록 더 많은 보살핌을 필요로 한다.

■ 행동열쇠

자존감 상승을 시켜주는 방법으로는 등산, 프리스비(Frisbee) 던지기, 수영, 캐치볼, 공 가져오기와 같은 좋아하는 활동을 하며 칭찬을 아끼지 말아야 한다. 그러한 놀이 들은 그들과 당신의 보이지 않는 에너지 연결이 깊어지도록 하는 시간이 될 것이다.

당신은 그들과 놀이 활동이나 일상생활에서 더 주의 깊게 살피고 부드럽게 말하여 그들의 마음을 헤아려주려 한다는 것을 알려주는 시간을 많이 가져라. 그리고 따로 보조 카드를 뽑아 그들의 우울함을 치료할 수 있는 방법을 찾기를 권한다.

■ 마음열쇠

동물의 문제행동은 대부분 자존감이 부족할 때 생겨난다. 자신이 사랑받지 못한다고 생각할 때, 집에서의 존재감이 불분명하다고 생각할 때 문제행동이 생기는 것을 많은 사례에서 볼 수 있다.

자신이 사랑받는다는 것을 완벽히 인지하고 있는 아이들은 당당하고 자존감이 강하며 여유로운 성향을 보인다. 이런 아이들은 분리불안이나 공격적인 성향도 보이지 않는다.

궁금해요

▶강아지 신뢰의 표현

1. 눈을 마주친다(말을 거는 행동과 비슷).
2. 기지개를 켠다(편할 때 하는 행동 중 하나).
3. 외출할 때 조용히 쳐다본다(돌아올 거라는 신뢰가 있기 때문).
4. 신체 접촉을 한다(애정이 깊거나 불안할 때 몸을 기대는 행동).
5. 배를 보인다(배를 보이는 것은 신뢰와 복종, 존중의 의미).

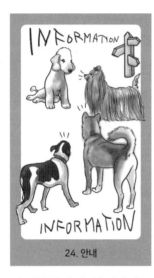

24. 안내

■ 핵심열쇠

정보, 소통, 설명, 공지, 변화 대처 방법, 안내, 지식, 견문, 학식, 보도, 공보, 뉴스, 예심, 증거조사, 통보, 알림, 보고, 통지

■ 생각열쇠

당신이 아는 것, 계획하는 것 모두를 반려동물에게 의무적으로 알릴 필요가 있다. 앞으로 당신이 계획하거나 변화될 상황을 반려동물에게 설명한다는 것은 그들의 일상생활에 지장을 줄 수 있는 것을 줄이고 안정감을 돕는 것이다.

동물들은 변화에 민감하고 그 변화로 불안감이나 경계심이 생길 수 있으므로 먼저 그들에게 알려 그들도 마음의 준비를 하게 하는 것이 핵심이다. 당신에게 새로운 인간관계가 성립됐다든지, 집에서 모임을 하거나, 집의 리모델링, 직장 이직 등 지금 당신에게 일어나고 있는 일의 진행을 알려준다면 그들도 당신이 싫어하는 행동을 자제하고 협조할 것이다.

그들을 당신의 가족이므로 그들 생활에 영향을 줄 변화들에 대해서는 알권리가 있다는 것을 상기해라.

■ 행동열쇠

새로운 사람과의 관계나 예기치 못한 상황을 다루기 위해 반려동물을 방치하는 것은 그들에게 압박감과 스트레스를 주는 원인이 된다.

물리적 긴장감과 일상의 변화로 준비 없는 혼란을 겪는다면 겁을 먹고 적응이 어려울 뿐 아니라, 행동학적 문제나 질병을 유발하게 할 수 있다.

반려동물의 스트레스를 줄여주는 것은 가능한 일상을 유지하는 것이다. 그러나 새로운 변화의 상황이 생겼을 때 가장 좋은 방법은 그들에게 앞으로 다가올 변화를 계속해서 알려주어야 한다. 그런 변화의 상황을 좀 더 견디기 쉽게 하려면 당신이 무엇을 해줘야 하는지 그들에게 물어보라. 당신과의 소통으로 그들의 에너지와 행동에 즉각적인 개선이 되고 있다는 것을 느낄 수 있을 것이다.

■ 마음열쇠

사람과 마찬가지로 일부 반려동물들은 변화에 더 민감하다. 반려동물들에게 스트레스를 유발하는 요인에는 많은 종류가 있다. 보호자 일상생활의 변화(새로운 사람, 장소 또는 물건, 새아기, 손님, 이사, 휴가 여행, 가사 시간 변경에 대한 노출 등)는 그들에게 다양한 부정적 반응을 일으킬 수 있다.

반려동물들은 예측되는 일상을 좋아한다. 일상생활의 변화를 알리는 것을 필수로 당신이 언제 도착할지, 밥이 언제 제공될지 그리고 산책을 언제 할지를 예측하게 함으로써 반려견의 일상에 질서와 평화를 찾게 도울 수 있을 것이다.

25. 본능

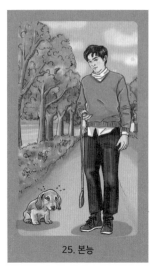

25. 본능

■ 핵심열쇠

본능적인, 타고난 소질, 불만 처리, 필요한 것 충족시키기, 진정성, 천성, 내면 탐색, 직감, 타고난, 배어든, 직관, 감성적 감정, 영감, 예감

■ 생각열쇠

우리는 항상 반려동물의 입장이 되어서 모든 상황을 생각해봐야 한다. 보호자에게 불만이 있는지, 원하는 것이 무엇인지, 사랑과 관심을 더 필요로 하는지 등을 살펴보아야 한다. 그리고 보호자에게 거리감을 두고 경계하는 태도가 보일 때는 무엇이 그들을 그렇게 만들었는지 원인을 찾도록 애써야 한다.

반려동물들은 본능적인 것을 숨기지 않기 때문에 모든 행위 자체를 왜곡하지 말고 보호자가 진정성을 담아 대한다면 그들도 본능적으로 알아차리게 된다. 당신의 깊은 애정으로 그들과 소통하며 인격화시키고 사회 분위기 또한 가족의 일원인 사람과 동등하게 대하기를 주장한다. 하지만 그들은 동물적 본능을 가지고 있다는 것을 잊어서는 안 된다. 그들의 동물적 직감들을 방해해서는 안 되며 선천적 동물들의 행동 표현도 제지하지 말아야 한다.

당신이 그들을 인간과 같이 생활하기에 적합한 교육 등으로 본능을 억압시킨다면 이 카드의 뜻은 그들은 자유롭기를 희망한다는 것이다. 동물들은 자신들의 선천적인 직감을 따르며 살게 하는 것이 그들이 정신적인 면, 감정적인 면, 건강과 관련된 면에서 맘껏 표현할 수 있도록 기회를 주는 것이다.

■ 행동열쇠

당신도 인간으로서의 직감을 지니고 있으니 스스로를 믿고 아가들에게 표현할 때 그 직감을 믿고 따라보자. 당신이 그들에 대해 알고 있는 지식을 총동원해서 내면에 초점을 맞추고 들여다본다면 아가들의 원하는 것을 알아차릴 수 있을 것이다.

아마, 아이들이 '컴퓨터 앞에 앉아있지 말고 산책시켜 주세요' '전화 통화를 멈추고 저와 놀아주세요' 라고 말하고 있을지도 모른다. 반려 동물들은 표면적으로는 좋은 상황이 그들을 기분 좋게 해줄 수 있을 것 같아도 좋지 않은 기분을 느낄 수 있다.

인간적 육감과 직관으로 그들에게 주의를 기울인다면 당신은 애니멀 커뮤니케이터의 경지에 오르게 될 것이다.

■ 마음열쇠

우리는 모두 인간과 동물이 더불어 행복한 세상에서 살아가기를 희망할 것이다. 반려동물들의 삶의 질을 높이기 위해서 잘 가르치는 것도 중요하지만 잘 교감하는 것도 필수 조건이다.

모든 반려동물이 세 가지 본능에 의해 움직이고 생각한다는 것을 우리는 알아야 한다. 그것은 번식 본능, 위험 회피 본능, 포식 본능인데, 이는 어느 하나라도 없으면 생존할 수 없기 때문이다.

반려동물을 가르칠 때 보호자는 항상 싫어하는 것과 좋아하는 것을 정확하게 파악을 먼저 해야 한다. 그리고 좋아하는 감정이 더 큰 것을 제공하여 스스로 참고 이겨낼 수 있게 하는 것이 중요하다. 항상 반려 동물을 주의 깊게 관찰해서 무엇을 훨씬 더 좋아하는지 알아내어 두려움을 이겨 낼 수 있게 배려해 주어야 한다.

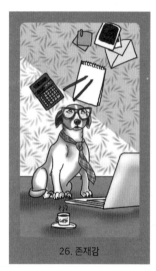

26. 존재감

26. 존재감

■ 핵심열쇠

할 일 찾아주기, 훈련 필요, 놀기, 함께하기, 가두지 말기, 존중, 목표설정, 성취감, 역할 주기, 숙제 주기, 책임 주기, 일감주기, 존재감, 동기부여

■ 생각열쇠

모든 유기체는 목적을 주었을 때 더 충실한 시간을 보낼 수 있다. 유기체가 어떤 행동을 한 결과가 스스로 유리하면 그 행동을 더 자주 하게 된다는 연구 결과가 있다. 인간처럼 동물도 어떤 일을 실천하여 자신들의 위치에서 목표를 성취했다고 느낄 때 만족스러운 상태에 이르게 되고 더욱 성장하게 된다. 그리고 그 일을 계속하려는 의욕도 같이 생긴다.

어떤 반려동물은 사람을 웃게 하는 것을 좋아하고, 또 어떤 동물들은 아이들을 편안하게 하는 것, 또 다른 반려동물들은 안내해 주거나 최고의 친구가 되는 것을 잘한다고 여긴다. 동물들은 자신들에게 무엇이 기대되는지 그들의 의무가 무엇인지 모를 때 무엇이 괜찮을지를 두고 계속 실험하게 된다. 그들의 파괴적인 행동은 이 실험의 일반적인 결과다.

반려동물이 현재 주변의 원동력이 무엇인지 잘 모르기 때문에 자기 역할도 헷갈리고 있을지 모른다. 본래의 보호자가 아닌 새로운 가족(부모, 애인, 자녀 등)이 보호자 역할을 하거나 당신의 모든 집중력이 새로운 가족에게 쏟고 있을 수 있다.

반려동물들은 당신에게 특별한 존재가 되고 싶어 하니 그들이 당신을 위해 매우 중요한 역할을 하고 있다는 것을 알려주자.

■ 행동열쇠

모든 유기체는 어려운 문제에 도전하고 이를 성취해내는 기쁨과 쾌감을 느낀다.

반려동물들도 상황 통제를 할 수 없을 때 사람이 스트레스를 받는 것과 마찬가지라고 보는 실험 결과가 있다. 즉, 문제 해결로 인한 보상을 얻을 수 있는 상황까지 통제할 수 있어야 동기부여가 되었다. 이러한 실험 결과는 문제를 풀고 스스로 결정하고 인지능력을 활성화할 기회를 개들에게 주는 것이 복지와 행복 차원에서 도움이 된다는 주장을 뒷받침한다.

반려견이 스스로 문을 열거나 구석에 들어간 장난감을 빼냈을 때 행복해하는 모습을 본 적 있는 반려인이라면 쉽게 공감할 만한 주장이다.

■ 마음열쇠

대부분 개는 특정한 목적으로 길러진다.

당신은 그들이 할 수 있는 현실적인 기대를 해야 한다. 반려동물로 기르는 개는 양치기가 될 수 없으며, 사냥개도 절대 반려동물의 개가 될 수 없다. 반려동물과 함께 그들이 성취하고자 하는 역할이 무엇인지 당신의 마음을 열어 찾아보자.

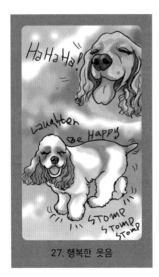

27. 행복한 웃음

27. 행복한 웃음

■ 핵심열쇠

웃기, 웃음 치유, 행복, 응원, 엔도르핀, 유머, 웃음소리, 즐거움, 폭소, 재미, 행복감

■ 생각열쇠

사람은 웃음을 배우지 않아도 자연스럽게 안다. 웃음은 생체 운동과 특별히 구분되는 점은 그 목적이 없어 무의식적으로 나타나며, 타고난 반응이라는 주장도 있고, 진화 심리학에서는 웃음은 자연선택의 산물로 바라본다.

반려동물들도 다양한 감정을 가지고 표정과 소리로 표현하는데 미소와 웃음소리도 가지고 있다.

개는 보호자의 웃는 얼굴을 보고 소통하기도 한다고 한다. 당신도 이들과 같이 웃음으로 행복할 자격이 있다. 반려동물은 매 순간 당신의 의식 상태의 거울 역할을 하므로 당신이 행복하고 즐거워할 때 반려동물도 같은 것을 느끼게 된다.

반려동물의 작은 웃음은 사람들에게 치유를 경험하게 하고 응원의 에너지로 가르침을 준다.

당신이 웃고 즐거워하는 순간순간마다 반려동물과 함께 엔도르핀의 증가로 건강이 증진될 것이다. 앞으로도 당신과 반려동물의 행복한 웃음은 긍정적인 에너지 속에서 성장할 것이다.

■ 행동열쇠

반려동물이 기분이 안 좋아 보이면 당신의 상태를 점검하고 당장 수정해야 한다. 보호자의 슬픔과 혼란은 반려동물과의 관계에서 행복감을 성취하지 못한다. 당신이 신을 신발을 아가들이 물어뜯었을 때 화내는 대신 코미디로 상황을 달리 생각하여 유머를 발휘해보자. 반려동물은 이와 비슷한 각종 말썽부린 상황극으로 의도적으로 당신을 웃게 하려고 노력할 것이다. 그들의 노력에 신나게 웃으며 치유의 힘을 경험하려 하는 마음으로 행동 교정을 시행하자.

■ 마음열쇠

동물도 행복하면 웃는다.

애니멀 테라피(animal therapy)는 치유가 필요한 사람이 직접 동물을 만지거나 안아보면서 상호 교감을 통해 반려동물과의 상호 교감을 통해 사람의 정신적 안정감을 주는 것을 말한다. 가만히 있어도 웃게 만드는 반려동물이야말로 당신의 행복한 일상을 도와주는 테라피스트(치료사)라고 할 만하지 않은가!

아가들로 인해 마음이 순수해지고, 갑자기 영혼이 해맑아진 느낌을 받은 경험으로 행복감을 느낀 당신은 긍정적 감정이 심어지며, 그 긍정은 여유를 주고 능력을 극대화될 것이다.

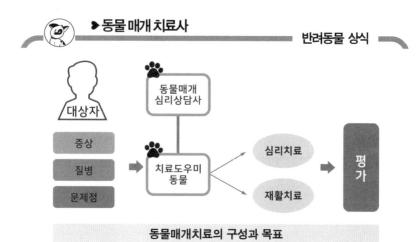

동물매개치료의 구성과 목표

● 동물매개치료(Animal assisted therapy, AAT)는 실제 동물을 활용하여 사람 대상자의 치유 효과를 얻는 보완 대체의학적 요법이라 할 수 있다.

● 자격을 갖춘 치료 도우미 동물을 활용하여 도움이 필요한 대상자인 내담자(client)의 심리치료와 재활치료를 돕는 것이 동물매개치료이다.

● 사람과 동물의 유대(human animal bond)를 통하여 내담자의 질병을 개선하거나 보완하는 대체요법이다.

● 심리치료로 내담자의 불안 감소, 자존감 향상, 우울감 감소 등의 효과를 얻을 수 있고, 재활치료로 내담자의 운동기술 향상, 활동의 증가, 신체기능 향상 효과를 얻을 수 있다.

● 다른 대체요법과 다르게, 살아있는 동물이 매개체로 작용하는 점이 가장 큰 특성이라 할 수 있다.

● 다른 보완 대체의학적 방법보다 대상자들이 능동적이며 즐겁게 참여하고 효과 또한 빠르고 지속적인 것으로 잘 알려져 있다. 동물은 살아있고, 감정을 표현하며, 사람 대상자들과 빠른 상호반응을 하므로 내담자인 대상자들에 빠른 신뢰 형성과 치료 프로그램에 적극적인 참여를 유도하여 빠른 치유 효과를 유발할 수 있다. (출처:데일리벳)

● 처음 입양했을 때

전염병 감염 여부를 포함한 전반적인 건강검진이 필요하다.

접종 여부가 불확실한 어린 반려견을 입양했다면 동물병원에서 전염성질병 감염 여부를 확인을 위한 키트검사를 하고 예방접종을 필수적으로 진행하여야 한다.

● 1살 이하의 유년기(면역력 취약)

예방접종을 진행하면서 한 달에 한 번씩 기본적인 검진이 필요하다.

● 5차 접종 완료 후

접종에 대한 항체가 잘 형성되었는지 확인을 위해 항체 검사를 진행해야 한다.

● 성년기에 접어드는 1~6세 사이

2년~3년에 한 번씩 점검해야 한다.

● 7세 이상의 중년, 노령 시기

6개월에 한 번은 건강검진을 시행해야 한다.

노령성 질환에 걸릴 확률이 매우 높아지므로 심혈관과 비뇨기에 특화된 검진을 추가해 진행하는 것이 좋다.

♦검사하는 항목

필수: 신체검사, 심장사상충 검사, 항체 검사, 혈액검사, 소변검사, 신장 검사 등.

엑스레이(x-ray), 초음파도 추가적 정보를 얻는 데 도움이 된다.

♦ 수의사와 검진 계획을 상담하고 진행하는 것을 추천 !!

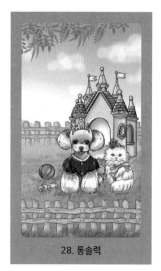

28. 통솔력

■ 28. 통솔력

■ 핵심열쇠

지도력, 통솔력, 수뇌부, 경영자, 안내, 규칙과 경계, 분계선, 한계, 역할 기대, 관계, 담당, 영역

■ 생각열쇠

우리가 보호하고 있는 반려동물들은 당신에게 무엇이 적절하고 적절하지 않은지 알 수 있도록 가르침을 받길 원한다.

동물들도 보호자가 어린아이 대하듯 자애로운 통솔력으로 인도한다면, 그들이 일상에서 행동할 때 많은 도움을 받을 수 있다. 보호자는 그들의 권위자로서 반려동물의 불편함을 없애기 위해 명확한 규칙과 경계를 세워 주어야 한다. 그들은 자신들의 역할을 지정받는 것이 마음이 훨씬 편하고 그 영역 속에서 더 자유로울 것이다. 그리고 반려동물과의 정확한 의사소통을 위해 규칙과 경계를 정함으로써 그들의 안전과 건강에 이바지함이 클 것이다.

■ 행동열쇠

보호자가 반려동물들의 문제행동에 관련된 고민의 대부분은 그들을 제대로 통제하지 못하고 그들의 명령에 끌려 보호자가 따르는 듯한 생활을 하는 경우가 제법 있다. 이는 올바른 양육법이 아니며 결국 문제행동은 보호자가 만들어놓은 꼴이 된다.

아가들을 바르게 키우기 위해서는 보호자의 올바른 리더십이 필요하다. 보호자의 통솔력에서 가장 중요한 것은 일관된 행동(가족이 같이 생활한다면 모두 일관된 태도)이다.

보호자는 아가들의 행동에 대한 대응 원칙을 명확히 설정하고 이를 정하고 보상으로 제공되는 모든 것을 적절한 때에 사용해야 한다.

먹을 것, 장난감 같은 물질적인 것은 물론이고 산책, 쓰다듬기, 칭찬 등을 보호자가 통제하면서 바람직한 행동했을 때만 제공해야 한다. 보호자가 올바른 지도력을 갖추는 것도 우리의 사랑스러운 아가들을 교육하는 것만큼 중요하다는 것을 명심하자.

■ 마음열쇠

반려동물은 당신의 관심을 받기 위해서, 자신이 한 행동이 올바른지 알기 위해 또 다른 행동을 한다. 그들도 보호자의 몸짓, 목소리 등의 신호에 집중하며 기대에 맞는 자신의 역할을 하고 싶어 한다.

우리 아가들과 명확한 규칙과 경계를 정하는 것은 서로 불필요한 마찰을 줄이고 스트레스를 줄여주는 약속이며, 우리가 가족으로 공존하기 위함이다.

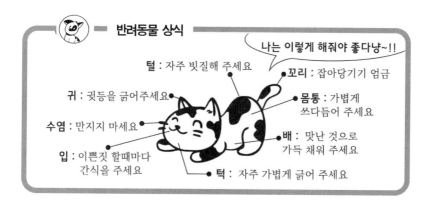

= 반려동물 상식 =

나는 이렇게 해줘야 좋다냥~!!

털 : 자주 빗질해 주세요
귀 : 귓등을 긁어주세요
수염 : 만지지 마세요
입 : 이쁜짓 할때마다 간식을 주세요
꼬리 : 잡아당기기 엄금
몸통 : 가볍게 쓰다듬어 주세요
배 : 맛난 것으로 가득 채워 주세요
턱 : 자주 가볍게 긁어 주세요

29. 사랑

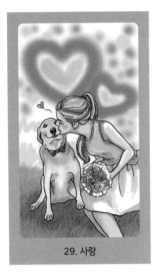

29. 사랑

■ 핵심열쇠

사랑, 영적 결합, 나눔, 조건 없는 포용, 관심, 배려, 따뜻함, 믿음, 충만한 감정, 편안함, 소속감, 이해, 좋은 벗, 함께하는 것, 서로 지켜주기

■ 생각열쇠

사랑이 완벽하게 아름다울 수 있는 것은 어떤 것도 회복시킬 수 있는 위대한 힘을 가지고 있다는 사실이다.

반려동물은 당신이 마음을 열어 자신들이 보내는 사랑의 주파수를 받아들이기를 바란다. 우리가 반려동물들과 함께하는 생활 속에서 그들의 사랑을 느꼈다면 괴롭고 복잡했던 사건이나 감정들이 치유되는 경험을 한 번씩은 해봤을 것이다. 그들의 무조건적 포용과 보호자의 조건 없는 사랑은 당신과 그들의 몸과 마음이 치유된다는 것을 믿어야 한다. 그들의 사랑으로 인해 삶이 기쁘고 설레며 희망에 찬 기억을 되살려 보자.

우리는 종종 상실과 거부의 두려움 때문에 조건 없는 사랑을 베풀 기회를 스스로 부정한다. 당신은 반려동물과 더 깊은 영적 결합을 하는 것이 안정되고 편할 것이다. 경계를 늦추고 그들이 제공하는 사랑을 받고, 당신의 사랑을 나눔으로써 서로 주고받을 자격이 있다는 기회를 감사히 생각하라.

반려동물과 나누는 조건 없는 사랑은 당신의 마음이 풍요로워지고, 삶을 포용 할 수 있도록 영향을 주므로 당신의 일상과 모든 인간관계에서도 긍정적으로 적용될 것이다.

■ 행동열쇠

반려동물의 당신을 향한 진실하고 조건 없는 사랑은 당신의 생각과 에너지를 부드럽게 이끌어주고 삶을 윤택하게 만들어 준다.

당신이 혼자라는 두려움과 외로움을 느낄 때도 그들의 눈을 바라보고 심장을 느껴보자. 그들은 당신 영혼 전부에 평화롭고 행복이 깃든 조건 없는 사랑을 선사할 것이다.

■ 마음열쇠

반려동물들의 조건 없는 충정과 아낌없이 주는 사랑은 꾸밈이 없고 믿을 수 있으며 언제나 열정적이다.

우리의 강한 결속력과 유대감은 서로의 사랑이 충만함을 느끼며 마음의 안정을 도울 수 있다.

변하지 않을 아가들과의 사랑은 마음이 정화되는 긍정적인 효과를 주며 생활의 활력을 찾게 해줄 것이다.

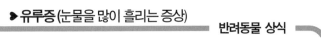

▶ 유루증(눈물을 많이 흘리는 증상)

반려동물 상식

● 반려동물에게 눈물이란?

감정과는 관련 없으나, 사람과 마찬가지로 눈 건강을 유지하는 데 있어선 매우 중요하다.

대부분의 신체 기관에는 혈관이 분포돼 있어 혈액을 통해 영양분이 공급된다. 반면에 눈의 앞쪽 표면을 싸고 있는 각막과 결막에는 혈관이 없어서 눈물을 통해 영양분과 산소가 공급된다. 또 눈물은 안구 표면의 노폐물과 이물질을 제거해 매끄럽고 부드럽게 유지시켜 준다. 선명한 시야를 얻도록 도와주고 면역 단백질, 항체 등을 함유해 감염을 예방하는 역할도 한다.

동물의 눈물 속에는 포르피린(Porphyrin)이라는 철 성분이 함유돼 있어서 햇빛과 산소를 만나 시간이 지나면 붉게 변하고 털을 착색시킨다.

● 비루관 막힌 경우 수술을 통해 교정

질병으로는 '눈물 흘림 증'이라고도 하는 유루증으로 인해 과도한 눈물이 밖으로 흘러내릴 수 있다. 눈물샘에서 생성된 눈물은 눈꺼풀 안쪽에 있는 누점으로 들어가 코로 연결된 비루관을 타고 배출된다. 하지만 이 누점이나 비루관이 막히면 눈물은 코로 배출되지 못하고 밖으로 계속 흘러내린다. 이 유루증은 눈물의 절대적인 분비량이 많아져 발생하기도 한다.

음식으로 인한 알레르기, 각막이나 결막의 염증, 속눈썹이나 눈 주변의 털 등이 안구를 자극하는 등의 원인으로 눈물 분비량이 많아질 수 있다.

유루증을 방치하면 이차적으로 피부질환이나 안구 염증을 유발하기도 한다.

눈물 배출에 문제가 없을 시 알레르기를 유발할 수 있는 사료나 간식 등을 바꾸거나 제한하면서 눈물 분비의 변화를 지켜보는 게 좋다.

집에서 보호자가 반려동물의 눈물을 관리해 주는 방법은 우선으로 안구를 자극하는 요인이 없도록 눈 주변의 털을 정리하는 것이다.

눈물을 닦아내거나 눈곱을 떼어낼 때는 되도록 맨손으로 하기보다는 깨끗한 마른 수건이나 화장 솜을 이용해 제거하는 것이 위생적이다.

1. 덱

카드의 대명사로 타로, 또는 카드와 비슷한 의미이다(나의 덱은 러브펫타로).
러브펫 타로덱은 52장으로 구성된 타로카드 1세트를 말한다.

2. 스프레드

[펼치다],[깔다]라는 뜻으로 카드 배열을 뜻한다.
스프레드는 다양한 배열법과 고유 이름을 가지고 있다.

3. 유저

타로를 읽어주는 사람을 뜻한다. 리더(Reader)라는 말로 통하기도 한다.

4. 타로 져널

타로를 공부하며 스는 일기형식의 노트이다.

5. 셔플

카드를 [섞다],[치다]라는 뜻이다.

6. 컷

자른다는 말로 스프레드를 배열하기 위해 카드 큰 덩어리를 2등분 또는
3~4등분 등으로 하는 것을 말한다.

7. 시커[Seeker]

타로를 상담하기를 원하는 사람을 뜻한다.

8. 덱 프로덱터

얇고 투명한 셀로판지와 같은 것으로 카드 한 장 한장에 끼워 넣어, 카드에
더러움이 타는 것이나 훼손을 방지하기 위해 사용한다.

9. 스프레드 천

타로카드를 펼칠 때 아래에 까는 천을 뜻하며 카드의 손상을 줄일 수 있다.

10. 클리닝[Cleaning]

타로 상담 전에 몸과 마음의 상태를 바르게 고쳐잡고 상담 후 다음 상담을 위
해 카드를 정리하고 재준비하는 것이다.

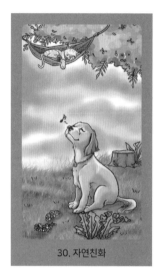

30. 자연친화

30. 자연친화

■ 핵심열쇠

자연, 자연의 제공물, 자연치유력, 천성, 본성, 천연, 타고난 재능, 자연 발생, 기본, 기질, 속성, 성격, 성품, 고유한 성질, 바탕

■ 생각열쇠

자연은 사람의 몸을 치유하는 신비한 능력을 갖추고 있다. 그러한 자연이 제공하는 자가 치유력에 우리를 맡겨보자. 자연 속에서 시간을 보내는 것은 마음과 몸, 영혼을 맑게 상승시킨다.

당신이 컴퓨터나 TV 앞에서 너무 많은 시간을 보내서 불규칙한 생활 습관으로 에너지의 균형이 깨졌을 수 있다. 당신의 상태는 반려동물의 상태와 직결되므로 이제 당신과 반려동물은 자연의 접하고 자연 속에서 건강과 심리적 안정을 찾도록 해야 한다. 에너지의 균형을 정상으로 복귀시키고 활력을 되찾기 위해서 산책을 하며 햇살을 느끼고 신선한 공기를 마시면서 당신의 발아래 땅의 기운을 느껴라.

다음 일정에 대한 걱정은 뒤로 미루고 자연에 그라운딩하여 온전한 치유의 능력을 체험해라.

■ 행동열쇠

반려동물의 건강을 생각한다면 자연에서 그들의 눈과 귀와 온몸을 통해 자연의 숨소리를 느끼게 해주어라. 다른 잡다한 걱정을 미루고 자연의 미묘한 움직임과 자연의 소리, 자연의 향기, 자연의 풍경에 감각을 집중해보도록 하자.

도시의 환경에서 살다 보면 상쾌한 공기와 햇빛. 물 흐르는 소리가 우리의 몸과 마음에 평온함을 채워준다는 것을 쉽게 잊고 지내게 된다.

자연과 하나 됨은 당신과 반려동물의 마음과 몸, 영혼을 치유하도록 한다는 것을 기억하자.

■ 마음열쇠

현재 우리는 자연 결핍 장애의 상태가 되었을 수 있다. 계절에 따라 변해가는 자연 빛깔의 풍경을 보는 것만으로도 기분이 좋아지고 활력이 생기며 피로가 풀리면서 우리 뇌에서 빠르고 긍정적인 반응을 끌어낼 수 있다.

반려동물들과의 자연 친화적인 생활은 정신적 위안과 신체적 고통까지도 덜어줄 수 있으며, 자연 속에서 시간을 보내는 일은 삶에 지친 심신의 건강회복에 도움이 되는 필연성일 것이다.

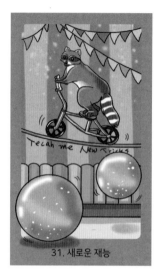
31. 새로운 재능

31. 새로운 재능

■ 핵심열쇠

새로운 재주, 인지력 발달, 창의적 활동, 배움, 묘기, 신기술, 재롱, 재능 발휘, 배움의 기쁨

■ 생각열쇠

반려동물들은 보호자의 사랑 깃든 새로운 가르침으로 성장하기를 꿈꾼다.

어린 친구들이나 나이가 많은 동물들이라도 새로운 기술과 재주를 교육받는 지적 자극은 언제나 필요하다. 매일 밥을 잘 챙겨주고 산책을 시키고 놀아주는 일상적인 활동도 매우 중요하지만, 그들은 정신적 성취감과 만족감도 원한다. 새로운 묘기를 배우고 새로운 재능을 발휘시킴으로써, 그들의 인지력을 발달시키고 세포 성장이 촉진되어 뇌의 활동력을 높여주고 생각이 증진된다.

■ 행동열쇠

아이들에게 새로운 재주를 가르칠 때 꼭 기억해야 할 것들을 알아보자. 성취감을 위해 적당한 간식과 부드러운 말로, 많이 칭찬해주어야 한다. 재능을 배우는 활동 시간은 너무 길지 않도록 짧게 진행해 주어야 하며 그들의 학습 능력에 맞추어 한가지씩만 일관적으로 가르쳐야 한다.

즐거운 훈련 시간으로 인식시키기 위해 행복하고 즐거운 목소리로 아가들의 이름을 부르거나 부드러운 눈 맞춤, 쓰다듬기 등 의사소통을 수시로 해야 한다.

아이들에게 무엇인가 새로운 것을 훈련시키는 과정은, 오랜 시간 꾸준히 반복해야 하는 '인내'의 과정이니 끝까지 참고 기다려야 한다. 가르치면서 보호자가 지쳐서 야단치고 윽박지른다면 거기서 훈련은 멈추는 것을 권한다.

■ 마음열쇠

반려동물이 신발을 씹거나 가구를 흠집 내는 것은 그들의 생활이 단조로워서 정신적인 자극이 없어졌기 때문이다.

그들은 창의적이고 새로운 일을 하기를 원한다. 당장 TV나 핸드폰을 내려놓고 그들과 새로운 방법으로 놀이적 인지 활동을 할 수 있는 것을 찾아라. 아가들이 배워서 활용하는 성취감을 느낄 때 당신도 가르침으로 얻는 만족감이 있을 것이다. 그들에게 새로운 기술을 가르쳐서 배움의 즐거움을 주는 것은 보호자가 해야 하는 필수적인 과정임을 알아야 한다. 서로에게 배우면서 얻는 이득을 생각하며 둘의 관계에 다시 활기를 되찾기를 노력해보자.

반려동물 상식

➤ 개 발바닥의 비밀

강아지도 동상에 걸린다. 동상에 걸릴 확률이 작은 것뿐이다.
웬만한 추위에도 끄떡없는 개 발바닥의 비밀은 바로 동맥과 정맥 혈관이 뭉쳐있는 것으로 두 혈관이 뭉쳐서 서로 열을 교환하면서 적당한 온도를 유지해 주는 [원더네트]라는 모세 혈관이다.

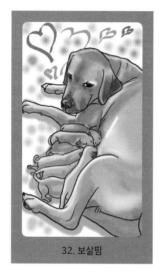

32. 보살핌

■ 핵심열쇠

보살핌, 고전적 양육, 자기애, 육성, 양성, 천성, 보육, 자라게 하다, 활성화한다, 키우다, 훈육, 훈도, 부양, 발달시키다, 끌어 올려 주기

■ 생각열쇠

내가 가지고 있지 않은 것은 누구에게도 줄 수는 없다. 자기 자신을 사랑하지 않는 사람은 타인을 사랑할 수 없다. 자신이 보호하고 있는 반려동물에게도 마찬가지이다.

반려동물과 신뢰도를 높이고 관계를 안정적으로 만들기 위해서는 자기 자신을 먼저 사랑해야 한다. 자신을 사랑하고 보살필 수 있는 크기만큼 다른 존재도 사랑하며 양육할 수 있기 때문이다.

너무 바쁜 일상 일정으로 여유를 찾지 못하고 스스로를 너무 지치게 하지는 않는지 되돌아보아야 할 시간이다.

최근 당신이 목표로 했던 일들을 효과적으로 달성하지 못해서 자신을 세차게 밀어붙여 힘들게 하지는 않았는가.

지금부터는 당신을 포함한 사랑하는 주변인과 반려동물을 보살피는 것을 우선순위로 하는 양육방식으로 선순환시켜야 한다.

■ 행동열쇠

반려동물을 잘 보살필 에너지를 보유하려면 당신 자신부터 잘 보살펴야 한다. 당신을 편안하게 만드는 것들을 기억해 내보자. 어머니의 따뜻한 밥상, 발 마사지, 좋아하는 영화 보기, 온종일 침대 껴안기 등을 실천해 보자. 그리고 반려동물이 무엇을 원하는지 그들의 입장이 되어 생각해보자.

그들은 아마 당신과 종일 아무것도 하지 않는 것이나, 밤에 당신의 침대에서 자는 것, 이불 속을 파고들어 자리잡기, 그들의 배를 부드럽게 문질러주는 것을 좋아할지 모른다.

■ 마음열쇠

현대에는 의료기술 발전으로 사람이든 반려동물이든 장수하는 시대가 왔다. 이러한 장수 시대에 보호자와 반려동물들도 단순히 수명만 연장하는 것이 아니라 최대한 건강하고 행복하게 오래 살 수 있는 환경을 조성하는 것이 중요하다.

반려동물에게만 건강을 위해 필요한 습관을 길러주는 것에만 몰두해서는 안 된다. 보호자 자신에게도 건강한 습관과 최대한의 사랑과 애정으로 보살펴 주어야 한다.

반려동물의 행복한 보호자가 되는 것이 곧 그들을 행복하게 해주는 길이다. 아가들의 위대한 잠재력을 발견하고 끌어내는 능력을 느끼고 싶다면, 먼저 자신의 행복을 위해 힘쓰는 과정을 당장 실천해 보자.

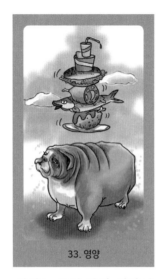
33. 영양

33. 영양

■ 핵심열쇠

영양 섭취, 균형 잡힌 식습관, 기능식품 첨가, 적절한 영양, 먹을 것, 식량, 자양물, 식품, 영양상태, 양식, 음식, 생명 유지, 식단조절, 건강식

■ 생각열쇠

우리 몸이 정말로 필요로 하는 그것이 무엇인지 생각해보자. 영양 섭취는 건강을 지키는 기본이며 몸의 건강을 유지하기 위해서는 균형 잡힌 식단이 제공되어야 한다. 만약, 당신의 식습관이 불균형하다면 반려동물도 그럴 것이 분명하다.

이 카드의 의미는 당신과 반려동물 모두 충분한 영양을 섭취하지 않거나 혹은, 몸의 화학작용과 조화되지 않고 적절한 소화와 신진대사를 방해하는 음식을 과식하고 있다는 것이다.

반려동물이 건강한 몸과 마음을 유지하기 위해서는 불량식품이나 방부제 첨가 음식 같은 사람이 먹지 못하는 음식을 피해야 한다.

사람이나 동물들은 가공 처리가 많이 되고 유전자가 조작된 음식은 매우 해롭다.

글루텐을 포함한 곡물 알레르기가 있는 밀. 보리. 호밀 등도 될 수 있으면 섭식을 금지해야 한다.

■ 행동열쇠

반려동물의 식단에 유기농 식품, 비타민, 미네랄 등 건강을 최적화하는 기능식품을 첨가하여 에너지를 증강 시켜라.

동물에게 육류는 주된 아미노산, 비타민, 미네랄 공급원이기 때문에 완전 채식은 반려동물의 건강을 해친다.

반려동물의 식단을 반려인 마음대로 변경할 때는 심각한 영양실조를 초래할 수도 있다. 특히 골격이 다 자라지 않은 어린 동물들에게 집에서 만든 음식만으로 계속 먹였다가는 뼈가 약해져 두고두고 고생할지도 모른다.

■ 마음열쇠

반려동물이 과체중으로 괴로워하는지 점검하자.

지방이 많은 음식은 독이나 마찬가지이므로 브로콜리나 당근, 오이 고구마와 같은 간식으로 만족할 수 있다.

우리 아이의 건강한 식습관을 지지함으로써 보호자의 사랑과 보살핌을 느끼게 하자.

건강하고 알맞은 몸매가 반려동물의 행복한 삶의 열쇠이다.

궁금해요

➡ 반려동물 다이어트 방법

1. 운동량을 늘려준다(산책으로 기분전환 시키기).
2. 간식 금지한다(식물성 건조 간식으로 대처하기).
3. 다이어트 사료 급여한다(적은 양으로도 포만감을 줌).
4. 적은 양의 사료를 여러 번에 나눠준다.
5. 항상 신선한 물을 가득 채워놓는다.

34. 참을성

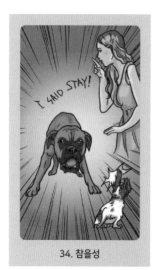

34. 참을성

■ 핵심열쇠

인내력, 최선, 침착, 참을성, 끈기, 뚝심, 기다림, 인고, 조용히, 완화

■ 생각열쇠

지금의 상황에서 반려동물들과 소통을 원한다면 이해하고 배려하며 인내하는 것이다. 인내는 당신이 기대하는 것을 얻게 해 줄 최선책이다.

보호자가 자신의 반려동물들의 잘못된 행동에 편견을 가지고 유연하지 않은 사고로 화를 낸다면 그 잠깐의 분노는 원하는 좋은 결과를 만들기 힘들 것이다.

보호자의 조바심은 상황을 더 악화시키는 원인이 된다. 반려동물의 행동학적 문제가 있을 때 참을성 있게 대처해야 한다. 보호자의 마음대로 훈련 목표 달성 시기를 예측하고 강요하는 행위는 좋지 못하다. 그들이 완전히 이해하고 습득할 수 있을 때까지 시간과 인내가 필요하다.

■ 행동열쇠

우리의 사랑하는 반려동물을 위해서 참는 연습을 해야 한다. 그들과 마음이 연결되도록 깊이 호흡하고 그들의 눈을 응시하며 당신의 인내심과 지지를 표현하자.

반려동물들은 당신에게 인내심을 가지라는 소명을 가르쳐주는 스승의 역할을 하는 것일지도 모른다. 나의 의식이 아닌 반려동물의 입장과 시각에서 긍정적으로 현재 상황을 파악하여야 한다.

■ 마음열쇠

행동 교정을 이유로 무력을 사용하는 것은 절대 효과를 볼 수 없다. 이러한 보호자의 행동은 결국 보호자에 대한 두려움을 갖도록 만들면서 오히려 공격적 태세로 변환시키는 위험성이 있다. 올바르게 가르치기 위해서는 반려동물의 반응을 기다리고, 실패했을 때는 침착하게 처음부터 다시 시작하는 것이 이상적이다.

훈육은 보호자가 좋은 기분이 상태에서 하는 것이 그들에게 좋은 경험으로 와닿을 수 있다. 보호자의 감정이 격해졌을 때는 잠시 휴식을 취하고 다른 놀이를 하며 재충전 후 다시 시도하는 것을 권장한다.

궁금해요

➤ 반려견이 눈치를 봐요

자신의 잘못을 알거나 보호자를 약 올리는 것이 아니다.
자신이 무엇을 잘못 했는지 모르는데 보호자의 말투나 행동에서 화난 것이 보이니까 무조건 눈치부터 보는 것이다.
체벌은 서로의 유대감을 깨뜨릴 수 있으니 주의하고 관리와 교육이 더 필요하다.

35. 평화로움

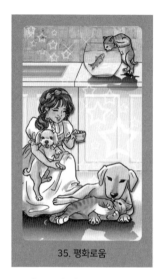

35. 평화로움

■ 핵심열쇠

평화와 조화, 행복 촉진, 감사, 평온함, 화평, 화목, 일치성, 평화조성, 잘 지내기, 안녕, 화합, 화음, 배합, 어울리다, 사이가 좋은, 보기 좋은

■ 생각열쇠

반려동물은 보호자와 함께 더 조화롭고 평화로운 분위기 속에서 행복이 촉진되기를 원한다. 그들은 인간과 인간 간의 관계보다도 훨씬 더 깊고 순수한 감정교류를 할 수 있다. 반려동물과 함께하는 삶은 내가 존재할 가치가 있다는 마음이 들게 할 때도 있을 것이다. 이렇듯 그들과 진정한 사랑의 힘은 우리의 삶에서 평화롭고 조화로운 관계를 이어나가게 할 에너지가 된다.

육체적, 정신적, 감정적 대립은 주변 사람들과 당신의 반려동물의 에너지까지 고갈시키며, 외부적 대립은 내부의 스트레스를 조장하고 불편을 초래하여 병까지 유발할 수 있다.

우리와 반려동물이 본질에서 추구하는 것은 평화와 사랑이고 갈등과 불화는 공존할 수 없다는 것을 알아차려야 한다.

■ 행동열쇠

그들은 당신의 상태에 따라 자신들도 평화롭고 조화로운 관계를 즐길 수 있는 것에 행복해 할 것이다. 그들의 충고를 신중히 받아들여라.

반려동물은 당신이 부정적인 상황과 생각이 몸과 마음, 영혼을 손상해서 건강을 해칠까 걱정한다. 갈등과 불화가 건강에 미치는 영향에 사람들보다 훨씬 통찰력과 민감성을 가지고 있어서 당신이 평상시 환경을 더 평화롭고 조화롭게 살길 희망한다.

그들이 당신을 사랑하는 절반만큼이라도 당신 스스로 자신을 사랑하겠다고 다짐하고, 아가들의 바람을 생각해서 다른 사람들과의 관계를 평화롭게 만들며 생활하라.

■ 마음열쇠

아가들과의 관계에서 보호자가 완전히 신뢰를 주는 것이 사랑과 조화의 기초이다. 그리고 사랑을 경험하기 위하여 사람과 동물의 조화로운 공존을 유지하는 것에 대한 의무를 느껴야 한다.

우리의 삶에 동물이 가져다준 축복에 감사하는 것은 우리의 에너지를 상승시키고 외부의 삶의 평화를 만드는 데 꼭 필요한 더 깊은 내면의 평화로 들어갈 수 있음에 감사를 느끼자.

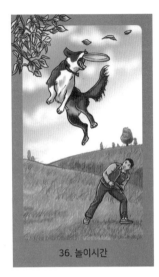

36. 놀이시간

36. 놀이시간

■ 핵심열쇠

놀이, 장난, 게임, 시합, 행동, 움직임, 유희, 활기, 활동력, 운동

■ 생각열쇠

여러분이 원하는 모든 것을 더 빨리 얻게 할 수 있는 방법은 일상생활에서 일과 놀이의 균형을 갖추는 것이다. 삶을 너무 진지하게 받아들인다면, 일과 대인관계들이 필요 이상으로 심각해지고 어려워진다. 반려동물들은 기쁘고 즐거워하는 것이 강한 에너지를 생성시킨다는 것을 잘 안다.

자신들이 보호자의 기쁨의 원천이 되기를 희망하고 당신이 자신의 내면 아이(Inner Child : 아직 치료되지 않은 내면의 상처로 인해서 현재도 계속되는 심리적 문제들)에게 주의를 기울이기를 원한다. 내면 아이에게 다가가는 가장 쉬운 방법은 놀이를 통한 것이다. 그러니 당신의 반려동물과 놀이를 통해 순간을 같이 즐겨 보아라.

반려동물들은 당신과 게임 같은 놀이를 하며 당신이 짊어지고 있는 짐을 줄이는 수단이 되기를 희망한다. 보호자와 더 놀고 유희를 즐기는 과정에서 당신이 하는 모든 것에 긍정적인 즉각적 반응을 바라고 있다는 것을 알아차려야 한다.

■ 행동열쇠

반려동물들은 당신과 뛰어가며 잡기 놀이, 공원에서의 프리비스나 우

90

원반. 공 던지기와 같은 놀이를 할 시간을 더 많이 즐기고 싶어 한다. 반려동물이 계속해서 장난감을 가져와서 당신과 놀고 싶어 한다면 주의 깊게 관심을 가져야 한다. 그들은 자신뿐 아니라 당신을 위해서도 놀고 싶어 하기 때문이다.

반려동물들이 고의로 당신을 방해할 때가 있을 것이다. 그러한 행동은 당신이 지나친 업무와 일상생활이 바쁜 일들로 인해 압박을 받으며 즐거운 시간을 충분히 가지지 못하고 스트레스를 받고 있다는 것을 알기 때문이다.

당신이 현재 무엇을 진행하고 있었든지 모두 멈추고 계획하지 않았던 어떤 것이든 실행해보자. 반려동물들과 게임을 위해 당신 것을 포함한 그들의 장난감을 구입하고, 같이 게임 속으로 온전히 들어가 즐긴다면 삶은 더 활기차고 당신의 인생을 더 쉽게 만들 수 있을 것이다.

■ 마음열쇠

당신이 스트레스를 받고 침울해할 때 내 옆에 반려동물들은 가장 즐겁고 활기차게 삶을 이끌어주는 역할을 했다는 기억을 떠올려 깨달아야 한다.

그들과 장난감을 이용하거나 '따라다니기', '덮치기', '쫓기', '잡기'와 같은 놀이시간은 삶의 질을 개선 시키고 서로의 신뢰와 친근감을 쌓는 데 커다란 도움이 된다.

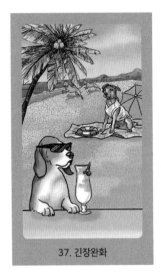

37. 긴장완화

37. 긴장완화

■ 핵심열쇠

안심, 이완, 명상, 힐링, 면역계 강화, 휴식, 마음 긴장 완화, 진정, 편안함, 힘을 뺌, 마음을 놓음

■ 생각열쇠

지금은 그동안에 생활 속에서 지쳐있었던 몸과 마음의 짐을 내려놓을 때이다.

당신의 에너지가 낮아지고 불균형적일 때나 반려동물이 아플 때 몸이 효과적인 자가 치유가 되려면 깊은 이완 상태가 유지되게 해야 한다. 불 규칙적인 뇌파와 호흡 및 심박수를 늦추고 명상에 젖어 몸과 마음을 이완시켜라. 그리고 반려동물과의 대화는 내적, 외적 생활환경을 더 편안하게 만들어 주고 큰 도움이 될 것이다.

당신이 사는 공간을 더 평온하고 건강하게 만드는 것은 그들과 당신의 행복을 위해 꼭 필요한 것이다.

■ 행동열쇠

당신과 반려동물의 정기적인 명상은 스트레스를 낮춰주고 면역계를 강화하여 통증을 완화 시켜 힐링 레벨을 상승시켜야 할 필요가 있다. 반려동물과 앉아 호흡을 깊이하고 당신의 생각을 무념무상이 되게 해 보자.

상쾌한 마음으로 긴장을 풀 수 있도록 수영을 한다거나, 가능한 한 가장 조용한 산책길에 조용히 앉아있기, 집에서 편안한 음악을 들으며 눈을 감고 긴장을 풀기 등을 실천해 보자.

처음에는 반려견이 똑같이 행동하지 않더라도, 당신이 편안히 쉬는 것을 보면 따라 하게 될 것이다.

정기적인 이러한 긴장 완화 훈련은 육체적 · 정신적 건강에 도움이 되며 반려동물의 스트레스를 완화하고 심신의 균형을 도와 반려인과 반려동물이 함께 건강하게 살아가는 데 도움을 줄 수 있다.

■ 마음열쇠

반려동물과 상호작용을 하며 진정시키는 방법들을 평소 실행한다면 불안감을 해결해 주고 정신적 위안과 함께 상처받은 마음의 치유 기능까지 제공 받을 수 있다.

함께 사는 동물과 정신적으로 깊은 교감을 하며 긴장을 푸는 행동은 면역력 상승효과와 더불어 마음을 삶이 충만해지는 것을 느낄 것이다. 서로 편안한 상태에서 마음을 나누는 것이 얼마나 기쁘고 아름다운 일인지 알자.

반려동물도 당신의 생각 속에 존재하는 것처럼 당신의 에너지와 일치시키려 노력할 것이다.

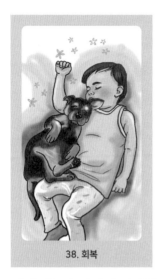

38. 회복

38. 회복

■ 핵심열쇠

휴식, 회복, 수면, 쉬다, 휴양, 안심, 평온, 영면, 되찾다, 복원, 복구, 부활, 반환, 복권(復權), 복위, 되돌리다, 재개

■ 생각열쇠

인간이 삶을 사는 데 있어 기본적인 욕구가 해결되어야 하는 것처럼, 동물들도 기초적인 생리적 욕구부터 정신적 해소를 갈망하는 욕구까지 다양한 욕구가 존재하며 해결되기를 기대한다.

우리의 몸은 자가적으로 치유와 회복의 시간이 필요하다는 것을 알려준다. 그리고 그러한 알림을 심각하게 받아들여야 한다. 반려동물들도 스스로 자야 할 시간과 휴식이 필요하다는 것을 안다.

이 카드는 지금은 모두 쉬어야 할 타이밍이라는 것을 알아차리라는 신호이다. 힘든 순간에도 자신을 더 채찍질하고 몸이 기능을 회복하고 싶어 하는 반응을 무시하고 생활을 계속한다면 반성해야 한다.

반려동물들은 당신이 쉬어야 할 시간과 잘 시간을 방해하는 것들에 대해 알아서 깨닫고, 당신과 그들의 몸이 건강을 유지하기 위해 휴식이 더 필요하다는 것을 경고하는 것이므로 받아들여야 한다.

■ 행동열쇠

강아지와 고양이의 하루 평균 수면시간은 14시간이다. 이들은 적절한 식사와 충분한 운동, 편안한 휴식공간과 산책 같은 사회적 자극, 본능을 해소하게 해줄 수 있는 놀이와 기본적인 건강관리가 필수이다. 그 중에서 낮잠과 휴식은 에너지가 확장되어 신체적 회복 능력을 상승시킨다.

반려동물의 잠자리는 안전하고 편안하며 안전한 장소여야 충분히 쉴 수 있다. 주변의 큰소리, 소란스러움이 잠을 방해하여 밤늦게까지 깨어있을 수 있는 일을 삼가도록 하자.

■ 마음열쇠

같이 사는 동안 얼마나 건강하고 활기차게 사는가는 중요한 문제다.

고갈된 에너지를 회복하기 위해 아가들과 우리의 몸이 지금 무엇을 필요로 하는지 집중하여야 한다. 다양한 각도에서 에너지를 소진할 수 있는 것이므로 작은 신호가 감지될 때 즉시 보호자들이 알아차릴 수 있는 관심이 필요하다.

반려동물과 사람이 함께 오랫동안 행복하게 살 수 있도록 언제나 자신과 아가들을 위한 평온을 유지하는 것에 자연스러워져야 한다.

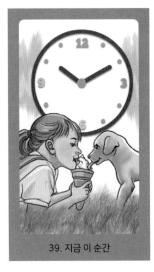

39. 지금 이 순간

39. 지금 이 순간

■ 핵심열쇠

되돌아오기, 동참, 현재에 머무르기, 현실감각, 복귀, 제자리, 원점, 초심, 반송, 다시시작, 반납, 귀환, 지금으로 돌아가기

■ 생각열쇠

인생은 현존하는 삶이다. 현존은 있는 그대로 즐겁기 위해 현재를 수용하는 기술이다. 우리는 현재에 있으므로 지금 여기 이 순간에 나를 동참시켜라.

걱정이란, 과거를 수정하려 하고 미래를 통제하려는 당신의 불안한 마음이다. 근심 걱정에 관련된 스트레스는 면역기능을 억압하고 당신의 반려동물에 관한 관심과 애정을 쏟는 데 방해를 받게 된다.

반려동물은 보호자가 지금 여기 현재에 현존하는 것을 바라며 느끼고 싶어 한다. 당신의 에너지가 지나치게 과거나 미래에 머물러 현재를 망각하고 당신의 에너지를 소비하는지 점검해야 한다. 지금 당장 걱정을 뒤로하고 현재로 돌아와 반려동물과 함께하라.

■ 행동열쇠

최근 당신이 현재에 존재를 잊고 지냈다면 눈앞에 반려동물 눈을 응시하며 현실을 지각하라. 많은 스트레스를 유발하는 상황 속에서 헤매었다면 현재 속의 아름다움과 사랑, 평화 속으로 되돌아오자.

지금, 이 순간 존재하는 것 중에 가장 중요한 것은 현존하는 반려동물과 건강하게 지내며 삶의 질을 향상하게 시키는 것이다. 힐링은 바로 지금 이곳이다.

■ 마음열쇠

당신이 여행하고 있을 때, 목적지나 방향을 아는 것은 확실히 도움이 된다. 그러나 잊지 말아야 할 것이 있다. 여행에서 궁극적으로 가장 중요한 것은 계획하고 목표 달성이 아니고 당신이 지금, 사는 이 순간, 이라는 것이 전부라는 것을 잊지 말아야 한다.

과거나 미래에 너무 전념한 나머지 현재를 놓친다면, 우리는 결국 목적을 잃어버리게 된다. 현재의 시간에 유리한 행동을 할 때 행복 호르몬을 분비될 것이다. 아가들과 오랫동안 행복하게 지내기 위해서는 과거와 미래보다 지금을 선택하자.

궁금해요

➥ 고양이가 꾹꾹이를 하는 이유

1. 스트레칭의 요가 자세의 일종
2. 쉴 자리를 편하게 만들기 위해서 고양이의 영역표시
3. 젖을 먹던 시정부터 이어진 습성
4. 집사가 어미처럼 친근하게 느껴질 때
5. 자신의 소유권을 주장할 때 발바닥의 호르몬을 묻히는 행위
6. 발정기의 유혹 목적

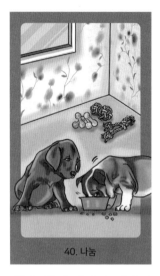

40. 나눔

40. 나눔

■ 핵심열쇠

주고받기, 공유, 베풀기, 유대감, 함께 쓰다, 몫, 지분, 할당, 부담하다, 분배, 나눔, 점유, 배분

■ 생각열쇠

내가 나를 내어주는 행위는 나도 받을 기회를 만드는 것이다. 친절을 베풀거나 선행을 하는 것을 보기만 해도 우리의 몸이 건강해진다는 보고가 있다. 당신과 반려동물을 위해 당신의 마음과 시간, 공간을 내어주며 공유하는 것을 실천하라는 의미이다.

당신의 일하는 시간이나 인간관계에만 지나치게 시간을 소비하여 반려동물에게 당신과 함께 할 충분한 시간을 분배하지 못했을 수 있다.

반려동물은 당신의 사랑으로 신체기능이 향상되고 힐링의 에너지를 축적한다. 당신이 자신을 그들에게 아낌없이 배려하며 내어줄 때 그들로 받는 보답은 1,000배보다 더 큰 것이 될 것이다.

■ 행동열쇠

반려동물과 집을 공유하고 있다는 것은 당신의 평소 에너지장과 생활습관을 그들에게 그대로 노출 시키는 것이라는 사실을 잊지 마라.

당신은 최선을 다해서 건강하고 긍정적이며 청결에 신경을 써야 한다. 당신과 반려동물의 힐링 순간은 높은 사랑의 진동을 공유하는 데 있으며, 그들은 당신의 침묵에서도 유대감을 찾으려 노력할 것이다.

■ 마음열쇠

아가들에게 친절을 베풀고 나누는 삶은 우리의 몸과 마음에 묘약과 같이 유익과 증거가 매우 다양하다는 것을 체험했을 것이다.

자신의 욕구와 아가들의 욕구에 대해 균형 잡힌 관심을 가지며 나눔을 베푼다면, 우리의 무의식은 정화되고 서로의 존재의 소중함과 행복이 자리 잡게 될 것이다.

궁금해요

▶ 뜨거운 여름철 강아지 발바닥 화상 방지법

1. 산책 시간 조절하기(한낮은 피하자).
2. 콘크리트 길 피하기(잔디밭이나 진흙탕 걷기).
3. 보호자가 먼저 시험하기(콘크리트 길에 손등을 대서 점검).
4. 발 보호하기(신발을 신기거나 왁스를 바르기).
5. 굳은살 만들기(여름이 오기 전에 콘크리트 길 자주 걷기).
6. 해변 걸을 때 조심 하기(모래는 열기에 더 민감).

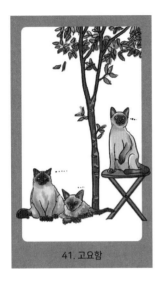

41. 고요함

41. 고요함

■ 핵심열쇠

고요, 침묵, 깊은 접속, 적막, 묵념, 조용히, 한적, 말수가 적은, 말없이, 조심스러움

■ 생각열쇠

원기를 회복시키는 또 다른 방법으로 고요함에 머무르고 침묵에 빠져보는 것이다. 여러 가지 소음으로 인해 힘든 시기에는 고요함을 간절히 바랄 수 있다.

우리를 풍요롭게 하는 침묵 시간을 가져보면 어떨까? 주변 건설 현장이라든지 아이들의 떠드는 소리, 큰 음악 소리나 TV 소리 등의 좋지 못한 소음 공해를 피해서 반려동물과 침묵의 시간을 가져보자. 이것은 우리가 잠시 휴가를 떠나는 것과 흡사할 것이다.

■ 행동열쇠

고요함과 침묵의 힘은 자신의 내면의 평화로움으로 안내할 것이다. 침묵은 소리가 없는 순간만 의미하는 것은 아니라 그 이상의 효과를 낼 수 있다. 내면의 깊은 정지의 힘은 어떠한 위기 상황에서도 자신을 잘 다스리기 위해 내면의 균형과 명료함을 도출해낼 수 있음을 의미한다.

바쁜 삶의 이면에 있는 생명 에너지에 다시 접속하고 그곳에서 답을 찾기 위해 노력해보자. 예를 들어 반려견과 아침 산책을 할 때 침묵을 지키고 고양이 경우에는 조용한 '가르릉' 거리는 소리를 듣기만 하며 그들과 깊은 접속을 형성하라.

반려동물들은 당신에게 삶의 더 깊은 리듬과 하나가 되는 기회를 줄 것이고 같은 공간에서 그들과 공유할 당신이 필요로 하는 모든 것을 발견하게 될 것이다.

■ 마음열쇠

스스로 성장하게 하는 고요한 침묵하는 시간을 가져보자. 이러한 시간은 현재 상황과 자신을 돌아본 후 어떻게 생활하며 어떤 반응으로 생각하고 살아갈지에 대해 도움 된다.

침묵이 의사소통 중단을 뜻한다고 생각할 수도 있지만 실제로 침묵을 통해 훨씬 더 많은 것을 전달하고 훨씬 더 멀리 나가게 해준다.

고요함과 평화로움은 자신과 반려동물을 변화시키고 구원할 힘과 지혜이다. 조용한 환경에서 아가들과 고요함을 느껴보자. 가만히 자신의 마음을 들여다보면서 자신이 무엇을 원하고, 원하지 않는지 분명한 메시지를 얻을 수 있을 것이다.

 궁금해요!

> ❤ **고양이에게 흔히 발병하는 질병 10가지**

1. 고양이 독감	6. 백혈병
2. 범 백혈구 감소증	7. 전염성 복막염(FIP)
3. 외부 기생충감염	8. 고양이 당뇨병
4. 내부 기생충감염	9. 갑상선 기능 항진증
5. 만성 신부전증	10. 톡소플라스마증

42. 조용한시간

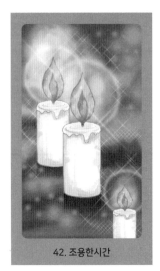

42. 조용한시간

■ 핵심열쇠

고독, 홀로 있기, 조용한 시간 즐기기, 혼자 잘 지내기, 단독, 유일한, 외로움, 홀로 삶, 고적, 쓸쓸함, 적막감

■ 생각열쇠

고독의 단순함은 우리에게 예상하지 못한 큰 축복 같은 것을 제공한다. 반려동물들은 때로는 새로운 장난감보다 혼자 있는 시간이나 당신과 단둘이 있는 시간을 원한다.

그들이 반려동물 호텔에 맡겨져 지나친 소음으로 스트레스를 받았다거나 잦은 방문객이나 당신이 새로운 가족 부양을 위해 공간을 공유하는 시간을 경험했을 수 있다.

지금 당신이 그들에게 줄 수 있는 가장 친밀하고 소중한 선물은, 시끄럽고 정신없는 환경에서 탈피해서 혼자 있거나 당신과 단둘이 보내며 조용한 시간 속에서 자신의 존재감을 느끼게 해주는 것이다.

혼자 있는 시간(혹은 보호자와 단둘이)을 통해 우리는 성장한다. 의도적으로 혼자 있는 시간을 확보하라. 조용한 시간을 보내는 것은 자신에게 집중하면서 스스로 발전시키는 데 꼭 필요한 조건이다

■ 행동열쇠

반려동물과 조용히 시간을 보내는 동안 마음을 열어 그들과 최대한으

의 에너지를 교차하라.

당신이 그들에게 불안정한 공간을 제공했다거나 너무 긴 고독한 기간을 제공했다면 그들은 많은 시간 동안 인내하면서 힘들었을 것이다.

만약, 당신이 반려동물과 더 많은 우정을 공유할 수 없다면 동료로서 다른 반려동물의 입양도 고려해 보길 바란다.

조용한 시간을 보내는 것은 필요하지만 누구하고도 교감이 없는 고립과는 다른 것이다.

■ 마음열쇠

홀로 조용한 시간을 꾸준히 가지며 아가들과 더불어 자신과 대화하는 시간을 갖자.

1. 눈을 감고 긴장을 이완시켜 복잡한 생각을 단순하게 정리하는 유익을 확인하자.

2. 불필요한 것에 시선을 빼앗기지 않도록 불빛을 은은하게 켜두자.

3. 차분하고 잔잔한 음악을 듣는 것은 심리적 이완과 호흡에 도움이 된다.

4. 아이들을 위해 자극적인 향은 피하고 모두 좋아할 만한 향기를 즐겨보자.

● 후각은 기억과 강하게 결합되어 좋은 감정을 소환한다.

5. 따듯한 차와 음료는 우리의 행동도 느리게 반응 하도록 돕는다.

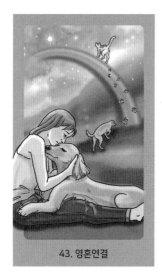

43. 영혼연결

43. 영혼연결

■ 핵심열쇠

영혼의 연결, 영혼의 재결합, 영혼의 양식, 정신의 연장, 마음 이음, 영혼 접속, 마음과 관련, 영가, 혼의 연결, 정신결합

■ 생각열쇠

진실한 행복은 육체와 더불어 생명의 원리인 영혼도 잘 존재하는 것이다. 그러므로 몸의 건강을 지키는 것만큼 영혼을 풍요롭게 가꾸는 것도 중요하다.

우리는 육체 속에서 살아가는 영혼적 존재로 반려동물과의 진실한 연결은 영혼의 단계에서 이루어진다.

우리 몸에 모든 질병은 영혼과 분리된 의식에서부터 시작된다. 그리고 모든 힐링은 영혼과 재결합 할 때 이루어진다. 당신이나 반려동물 중 누구라도 지금 깊은 단계의 힐링이 필요하므로 당신은 그들과 영혼을 연결해야 할 때다.

우리의 반려동물과 항상 영적으로 교통하며 살아가게 하는 기능을 하는 것이 바로 영혼이다. 그 영혼이 조금이라고 이상이 생기면 그 존재 자체가 흔들리게 되고 영혼이 병들면 모든 것이 다 문제가 생기게 된다는 것을 상기해야 한다.

우리는 영혼의 건강이나 생명에 대해서는 얼마나 정성을 쏟고 있는지 생각해 볼 때다.

■ 행동열쇠

당신은 평소 어떤 것으로 영혼의 양식을 얻는지 생각해보자. 노래나 춤, 요리, 맛있는 음식, 운동이나 문화 활동인가? 그럼 반려동물 영혼의 양식은 무엇일까? 자연 속 긴 산책, 배 문질러주기, 다른 동물과 놀기 등일까?

반려동물에게 음식으로 영양을 채워주고 마음을 키워주는 것처럼 영적인 존재를 인식하고 영혼의 영양분도 채워주며 당신과 영혼의 여정을 함께하라.

아가들과 함께 명상을 통해서든 자연 속에서 산책을 실천하는 것이든지, 매일 영혼의 양식을 채워주기를 실천하며 당신과 반려동물의 영혼에 양분을 주기 위해 많이 노력하자.

■ 마음열쇠

반려동물은 함께 하는 반려인에게 기쁨을 주고 또 정신적으로 많은 도움을 준다.

육체의 건강만큼이나 우리에게 중요하게 체크하고 관리해야 할 건강이 있다. 아니, 육체의 건강보다 더 관심을 기울여 점검해야 한다는 것이 더 옳을 것이다. 그것은 바로 영혼의 건강이다.

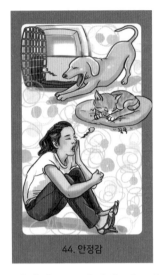
44. 안정감

44. 안정감

■ 핵심열쇠

안정감, 차분한, 안녕, 준비성, 평온함, 견고, 견실, 신뢰도, 의존도, 규칙적 생활, 믿을만한, 확실성, 신빙성, 든든함, 위험성 없는, 신중한, 착실한, 괜찮은, 좋은, 훌륭한

■ 생각열쇠

반려동물들은 그들이 필요로 하는 물리적인 것을 해결해야 하거나 성취하기 위해 철저히 보호자에게 의존해야 한다. 그러므로 안정적 환경에서 성장하기를 꿈꾸며, 보호자를 신뢰해도 되는지 알고 싶어 한다.

그들은 당신과 일상생활을 같이 하면서 일어나는 모든 상황에서 당신에 대한 신뢰도가 높다면 보호자에게 사랑과 동료애를 발휘할 것이다. 그동안의 시간을 돌이켜 보자.

평소보다 반려동물을 많이 홀로 남겨두었는지, 식사 시간을 제때 맞춰주지 못했는지, 당신의 생활이나 건강에 일어난 변화에 그들을 걱정시켰는지 등등을 기억해 보아야 한다.

규칙적이고 안정적인 생활은 그들에게 물과 음식처럼 건강한 삶의 근원이다. 반려동물에게 예측하지 못한 변화들은 격한 스트레스를 주고 불안정한 환경은 그들의 삶의 불안을 일으킨다는 것을 유념해야 한다.

■ 행동열쇠

반려동물과 대화하기 위해 최선의 노력을 해보자.

동물들은 사람보다 더 감정적이므로 내부요인, 외부요인에도 영향을 받아 감정과 신체의 변화가 일어나기도 한다.

그리고 무엇보다도 반려동물은 정서적 교감을 나누는 보호자들의 감정 변화를 쉽게 알아차리기 때문에 그들의 감정에 따라서 기분이 달라지기도 한다.

당신이 그들의 진정한 친구처럼 그들에게 의지하고 있다는 확신을 주면 동물들의 에너지와 행동이 확연히 좋아지는 모습을 볼 수 있을 것이다.

■ 마음열쇠

우리의 아기들과 함께 하는 시간을 기분 좋게 생활하기 위해서는 보호자에 대한 신뢰감은 필요하다. 그들이 싫어하는 행동들은 신뢰할 수 없는 원인이 된다.

그들은 규칙 속에서 생활하면 안정을 얻는다. 일정한 규칙이 없는 생활은 안심하지 못하고 스트레스를 쌓아두는 원인이 될 수 있다. 또한, 그 규칙에 일관성이 없으면 혼란을 겪고 자신감도 잃는다.

아가들은 보호자와 함께 있는 것만으로도 기쁘고 만족스러운 기분이 들 수 있다.

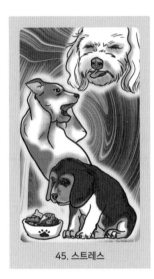

45. 스트레스

■ 핵심열쇠

스트레스, 긴장감, 질병 예방, 압박감, 강한 기세, 강조하다, 힘들다

■ 생각열쇠

일상생활에서 스트레스를 느낀다면 무엇이 원인인지 파악해야 한다. 지속적인 스트레스 상태가 장기간 누적되면 신체적, 정신적 건강을 위협받게 된다.

45. 스트레스

반려동물 역시 스트레스와 긴장 상태는 건강에 나쁜 영향을 끼치게 된다. 이렇듯 스트레스가 유발되는 것은 당신과 그들 모두에게 인체의 항상성을 깨지게 할 수 있다.

동물들은 공감 능력에 민감한 생명체로서 당신의 모든 감정이 파급될 수 있다. 보호자가 반려동물을 걱정하고 있다면 그들도 당신을 걱정한다는 사실을 알아야 한다. 과로나 압박감 같은 부정적인 진동은 모두에게 질병에 대항할 능력을 낮추어 문제를 일으킨다.

반려동물은 당신이 자신만의 시간을 즐기는 것을 원하고 당신에게 편안하고 침착한 시간을 주려고 노력했을 것이다.

보호자 스스로 잘 보살피는 것은 반려동물을 잘 보살피는 것과 마찬가지이다.

■ 행동열쇠

당신과 반려동물을 지배하는 스트레스 요인을 자세히 살피고 당신이 현재 해결할 수 있는 만큼 적극적으로 대응해야 한다.

보호자와 반려동물 모두에게 균형을 이루는 방법을 질문하고 다른 카드를 뽑아보자. 그 카드가 해결책을 알려줄 것이다.

■ 마음열쇠

스트레스는 만병의 근원이다. 반려동물도 스트레스 관리를 제대로 안 해주면 신체 질병으로 이어질 수 있다.

우리와 함께 생활하는 반려동물의 잘못된 행동을 단순히 교정하려고만 하지 말고 더 깊은 곳에 자리를 잡은 스트레스는 없는지, 있다면 스트레스를 없앨 방법을 찾는 것이 우선순위이다.

사람은 노래를 부르거나 운동을 하는 등의 취미 생활을 통해 스트레스 해소할 수 있지만, 반려동물은 그럴 수 없으므로 보호자의 도움이 필요하다. 지금 우리 집 반려동물이 스트레스를 받고 있다면 어떻게 해야 할까?

자신의 반려동물에게 스트레스의 원인과 해결 방법을 찾아보고, 스스로 해결하기 힘들다면 전문가의 도움을 받길 권한다.

46. 격려

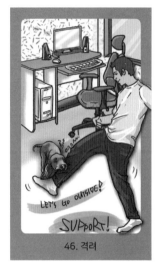

46. 격려

■ 핵심열쇠

소통, 지지, 관계, 도움, 비밀이 없음, 옹호, 뒷받침, 입증격려, 응원, 조력, 원조, 거들다, 부양

■ 생각열쇠

반려동물에게 지금 당신의 도움을 주고 싶다면 그들을 아무 조건도 없이 지지하고 격려해보자.

서로를 위한 존재가 되어 마음을 열고 서로 소통하려고 노력을 해야 한다. 그들을 사랑하는 가장 좋은 방법은 "사랑해주고, 위안해주고, 진정시켜주고, 안전하다고 느끼도록 해주어야 한다. 언제나 당신이 아끼고 사랑하고 옆에서 도와준다는 걸 느끼게 해주라. 또한, 새로운 것을 훈련시키거나 힐링을 시켜주고, 환경의 변화적응 과정 중 다정한 보살핌 속에서도 아낌없이 지지해 주는 자세가 가장 큰 사랑법이다.

여분의 시간을 할애하여 산책이나 끌어 안아주기, 좋아하는 신체 부위를 쓰담쓰담 하면서 반려동물들에게 이야기해주어라. 그들은 당신의 목소리를 감미로운 음악처럼 들을 것이고 당신이 혼자가 아니라는 것을 인식시키기 위해 당신의 모든 감정을 똑같이 공유하며 끝없이 후원해 줄 것이다.

만약, 당신이 힘든 시간을 보내고 있다면 둘만의 특별한 관계를 이용하며 서로 조력자로서 지지해 주어라.

■ 행동열쇠

반려동물에게 당신이 겪은 모든 생활사나 감정에 대해 오래된 친구와 대화하듯 그들에게 스스럼없이 털어놓으며 이야기하자.

그들은 당신이 생각하는 것보다 더 잘 이해 할 수 있다. 반려동물의 보호자를 향한 가장 깊은 사랑과 영적 지지가 당신에게 열리도록 온 마음을 허락한다면 둘 모두에게 행복이 찾아올 것이다.

■ 마음열쇠

반려동물에게 결국 가장 중요한 것은 보호자가 옆에 있어 주는 것이다. 항상 보호자가 그들과 함께 있다면 안정감을 주기도 하고 친밀감 형성은 소통에 도움이 된다. 그다음은 아가들과 보호자는 서로 옹호하고 지지하며 격려하여야 한다. 아가들이 어떤 잘못이라 할지라도 격려가 크면 용서할 수 있고 회복이 이루어지며, 마음의 상처도 치유된다.

47. 산책

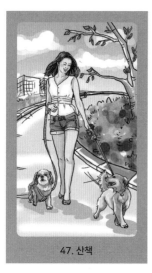

47. 산책

■ 핵심열쇠

산책, 자연 탐사, 걸어 다니기, 바람 쐬기, 둘러보기, 외출

■ 생각열쇠

반려동물과 함께하는 특별한 산책은 둘의 영혼을 연결해주는 통로 역할을 한다. 함께 걸으며 우리둘만의 달콤한 행복감을 즐김으로써 반려동물과 당신의 관계 속에 힐링이 성립된다.

반려동물들은 공원과 같은 자연을 탐사하면서 자연이 제공하는 산소, 비타민D, 음이온으로 신체에 도움을 받을 수 있다.

산책은 과잉 섭취한 에너지를 소모하게 하고, 혈액순환을 자극해 각 신체 기관에 산소를 공급하는 등 반려동물의 신체 상태를 적절하게 유지해준다.

꾸준한 산책은 질병과 부상 위험을 줄일 수도 있고 무엇보다 의미 있는 장점은 사회성 함양이다. 반려동물과 소통에 문제가 생겼다거나 그들의 행동학적 문제를 해결하고 싶다면 산책으로 하나가 되는 느낌이 들게 하는 방법을 추천한다.

산책함으로 느껴지는 자연의 진동은 당신의 흐트러져 있는 에너지에 균형을 갖게 하고 감정을 절제시킨다. 또한, 억압되고 약한 에너지에 생기를 주고 안정된 상태를 한껏 돋우어 높아지게 할 것이다.

■ 행동열쇠

아가들과 산책을 하는 시간을 기회로 삼고 특정한 목표를 설정해보자!
예를 들어

목표 1. 반려동물의 소리 없는 소통을 받아들이자.
목표 2. 당신의 자가 치유력과 치유해주는 능력을 증대시켜라. 등으로.
자연의 위대한 힘을 당신과 반려동물의 영적 연결에 도움이 되도록 잘
활용한다면 행복한 관계가 될 것이다.

■ 마음열쇠

강아지의 경우 그들의 안녕을 위해서도 산책은 선택이 아니라 필수다.
산책은 보호자와 관계 형성에도 큰 역할을 한다. 동물들은 보호자와 함
께 달리고 호흡하면서 유대감을 쌓으며 더욱 행복하고 따뜻한 관계가
만들어진다.
보호자도 물론 반려동물과 산책을 같이 함으로써 건강하고 활동적인
삶을 유지할 수 있다.

궁금해요

➤ 산책을 싫어하는 강아지

1. 집 밖의 모험에 겁이 난다(산책의 긍정화 교육 필요).
2. 끌려다니는 산책이라서 재미없다(냄새를 실컷 맡게 해줄 것).
3. 리드 줄이 불편하다(가슴을 압박하거나 당기지 않도록 할 것).
4. 몸 상태나 기분이 좋지 않다(기분과 건강 상태 살필 것).

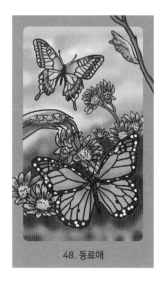

48. 동료애

48. 동료애

■ 핵심열쇠

동료애, 팀의 성과, 팀 빌딩, 리더, 단체, 조 형성, 노력, 활동, 공력(功力), 수고, 시도, 진력, 분발, 같은 기억

■ 생각열쇠

당신과 반려동물은 한 팀이므로 서로를 돕는다면 뭐든지 도전할 수 있는 강한 힘을 얻게 될 것이다.

한 팀으로 목표한 어떤 도전을 펼칠 때 그들은 당신이 생각하는 것보다 훨씬 더 많은 것을 제공할 수 있다. 그들은 당신이 무엇인가를 요구하거나, 무슨 일을 같이하고 싶어 한다면 기꺼이 도와주고 싶어 한다. 어떤 상황에서는 반려동물들은 당신의 안내자이자 스승의 역할을 할 수도 있다.

당신이 혼자라고 느끼거나 반려동물들이 보호자에게 도전장을 내미는 듯한 기분을 가질 필요는 전혀 없다. 그들이 이 순간 당신 곁을 지키는 이유는 당신에게 도움이 되기 위함이다.

당신이 겪고 있는 모든 것에 공감하고 당신의 문제에 도움을 주고 지지해 주고 싶은 그들의 마음을 알아야 한다. 당신이 긍정적일 때와 부정적일 때, 당신 기분과 생각에 따라 반려동물들이 어떻게 반응하는지 관찰해보자.

보호자의 사랑과 조화, 기쁘고 긍정적 생각과 행동은 그들의 건강에 지대한 영향을 미친다는 것을 느낄 수 있을 것이다.

■ 행동열쇠

당신의 의식은 당신뿐 아니라 반려동물들에게도 그만큼의 영향을 줄 수 있다. 그래서 매 순간 긍정적인 생각으로 그들의 건강을 유지할 수 있게 도와야 한다.

당신을 도우려는 그들을 사랑해주고 이끌어주어라. 한팀으로 엮어진 반려동물에게 당신의 긍정적 생각과 작은 헌신의 노력은 즉시 반려동물의 성격에 깊은 변화가 일어남을 알아차릴 것이다.

■ 마음열쇠

반려동물은 일상생활에서 보호자에게 애착과 책임감을 느끼며 무조건적 사랑과 무조건적 수용 태도를 보인다. 그들은 애정을 조건 없이 받아들이며 그 사랑의 양이나 질에 절대로 불평하지 않는다.

반려동물도 보호자에게 강한 팀워크의 연결고리에서 애정과 동료애, 그리고 건강한 생활을 위한 활력소를 제공하고 싶어 하는 것을 인정해주자.

궁금해요

➤ **강아지가 졸졸 따라다니는 이유는 뭘까?**

1. 사회적인 동물로 같이 있을 때 편안함을 느끼기 때문
2. 하루에 필요한 운동량을 채우지 못했기 때문
3. 주인의 도움이 필요로 할 때
4. 소심한 성격의 강아지가 분리불안을 느낄 때
5. 칭찬의 보상으로 간식을 받은 기억으로 간식이 먹고 싶을 때

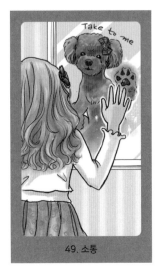

49. 소통

49. 소통

■ 핵심열쇠

교감, 의식 확장, 대화 능력, 마음 열기, 정신 감응, 이심전심, 생각의 전달, 통하는 관계, 염력, 소통

■ 생각열쇠

텔레파시란 여러 개체 사이에서 생각이 정신적으로 전달되는 능력을 말한다. 이것은 곧 정신과 영혼을 통해 다른 개체와 더 깊이 연결되어 있다는 것이다. 텔레파시를 이용한 의사소통은 보호자와 동물 사이에 깊은 관계와 애정이 있을 때만 가능한 것이다.

당신을 기다리고 있는 반려동물에게 마음을 열고 다가가라. 동물들은 말이나 상징 없이 다른 동물들과 항상 생각을 주고받을 수 있다.

당신도 그들과 대화를 위해 어느 때 보다 의식을 확장해서 그들의 방식으로 메시지를 주고받아야 한다. 이렇게 미묘한 도전을 함으로써 놀라운 접속을 가능하게 하고 둘의 관계에 텔레파시의 대화 능력은 향상될 것이다.

■ 행동열쇠

동물과 대화할 때 눈을 뜨고 쳐다보거나 얘기할 필요 없다. 그저 눈을 감은 채 미동 없이 자기 자신과, 자신이 대화를 나누고 있는 동물 사이의 연결에 집중하는 방식을 취하면 된다.

동물은 타고난 소통기법이 있으므로 사람과 대화 시에도 딴 데를 쳐다보거나 긁적거리거나 땅바닥을 훑고 있을지도 모른다. 그렇다고 그들이 대화하지 않는 것이 아니다. 도리어 사람들은 쉽게 산만하고 집중을 잘 유지하지 못할 때가 더 많다. 이 때문에 동물이 우리말을 듣기 위해 꼭 우리의 눈을 들여다보지 않는다는 사실을 명심하라.

속도를 늦추고 명상 시간을 반려동물과 함께하며 그들의 주파수에 맞춰보아라. 반려동물에게 보내는 정신적 이미지, 생각, 느낌을 그대로 받아들이려 마음을 열고 집중하여 그들에게 당신의 사랑, 생각, 이미지를 보내어 대화를 시도해 보자.

■ 마음열쇠

반려동물과 보호자 사이에 매우 강한 유대감이 형성되어 있는 경우에는 텔레파시가 통한다. 자신의 반려동물을 사랑한다면 텔레파시를 이용해서 동물과 연결될 수 있고 이들이 필요로 하는 것이 무엇인지 더 확실하게 알 수 있을 것이다.

➤ 텔레파시(telepathy)

그리스어 '먼'을 뜻하는 '텔레(tele)'와 '감정', '지각'을 뜻하는 '파시(pathy)'가 결합된 단어다.
마음속 단어 또는 이미지가 소리 없이 전송되는 것이다.

50. 손길

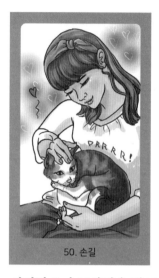

50. 손길

■ **핵심열쇠**

손길, 쓰담쓰담, 손등으로 만지기, 접촉, 닿다, 촉각, 관여하다, 건드리다, 서로 맞닿다, 교류, 감동, 와닿다, 느끼기

■ **생각열쇠**

당신의 의도된 손길만으로도 반려동물에게 치유의 효과를 낼 수 있다. 반려동물들은 당신의 따뜻한 손길 한번이 안전하고 사랑받으며 보살핌을 받고 있다고 느낀다.

고양이, 강아지, 앵무새 등을 부드럽게 쓰다듬는 것은 동물들뿐 아니라 당신에게도 도움이 된다.

신체 접촉만으로도 엔도르핀이 방출되어 치유 효과가 있게 된다. 호흡과 심박수 그리고 생각하는 것을 늦춘 후 당신과 반려동물 사이의 연결점에 집중하라. 서로의 에너지장이 섞여 녹는 것을 느끼고 그들의 미묘한 반응을 인식하며 남은 에너지로는 그들이 필요로 하는 곳으로 손길을 주어 쓰다듬어 주자.

■ **행동열쇠**

동물 전문 치유사에게 당신의 손을 통해 반려동물의 육체적 문제가 있는 곳을 고쳐주게 하고 치유할 수 있게 코치해주기를 요청해보자. 당신의 직관력은, 의도적 행위를 통한 손길로 반려동물들을 치유할 수 있다.

당신의 크라운 차크라로부터 치유 에너지가 들어와, 당신의 팔로 이동하여 손으로 옮겨질 수 있다는 것을 먼저 믿어야 한다. 당신의 손을 통해 반려동물의 몸으로 들어간 에너지는, 즉각적으로 모든 병을 고치게 하는 것을 느끼게 될 것이다.

따뜻한 체온을 지닌 손길로 감정교감을 나누는 상호작용은, 그들의 치유 상황을 더욱 역동적으로 일어나게 할 것이다.

■ 마음열쇠

이미 사람도 반려동물과 교감하며 치유 받고 있다. 반려동물과 관계를 맺음으로써 상호작용을 통해 정서적, 인지적, 사회적, 심리적 발달이나 적응력, 삶의 질 등을 향상하며 치유 작용을 한다.

우리의 힘들고 어려운 일이 가득한 일상에서 반려동물과의 교감이 충분한 보상이 되는 것이다.

아가들과 깊숙한 터치(안고, 비비고, 맞대는)는 자신과 교감하면서 자기의 생각이나 행동에 반응해주는 생명체와 같은 공간에 있다는 사실만으로도 위안을 얻는다.

반려동물들은 보호자의 부드러운 촉감과 따뜻한 온기로 서로 접촉하면서 감정을 나누고 정서를 주고받을 수 있다는 사실에 온기와 활력의 에너지를 찾을 수 있다.

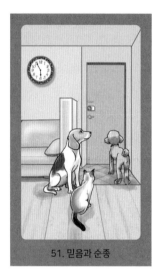

51. 믿음과 순종

51. 믿음과 순종

■ 핵심열쇠

믿음, 신임, 순종, 사실적인, 변함없는, 복종, 항복, 투항, 포기, 굴복, 넘겨줌, 도움 필요, 과거의 산물,

■ 생각열쇠

반려동물은 보호자와 신뢰하는 관계에서 편안함을 느끼고 순종하게 된다. 반려동물이 우리의 품에서 편히 잠을 자는 모습을 보면서 둘의 관계에 서열로 해석할 수 없는 신뢰 관계가 있다. 보호자와 그들과의 신뢰 관계에서의 바른 교육은 모두를 즐겁고 행복한 삶을 함께 누릴 수 있게 만든다.

반려동물들이 보내는 작은 정보들은 당신과 소통을 원하는 안내 메시지이며, 당신의 직관력과 느낌이 더 성장 되고 확장되는 일련의 과정일 수 있다. 당신의 감정, 직관을 스스로 믿지 않는다면 그들도 당신을 믿지 않을 것이다. 그들과 텔레파시를 통해 대화할 수 있다는 것을 믿을수록 당신의 능력도 정교해지고 증대될 수 있다.

■ 행동열쇠

이 카드는 반려동물이 어떤 상황에 대해 스스로 감당하지 못함을 알고 당신에게 도움을 요청하고 싶으나 당신에 대해 신뢰가 부족함을 의미할 수 있다.

그들이 당신에게 거리감을 느낀다든지 변덕스러운 행동이나, 불안감 등은 최근 과거나 먼 과거의 당신과 있었던 상황에서 비롯되었을 것이니 되돌아보자.

무조건 강압적으로 개선하는 데에만 집중한다면, 그 또한 매우 불쾌한 경험을 주며 보호자의 행위 자체를 싫어하게 만들 수 있다. 무엇보다 문제행동 전에 그 속에서 느끼는 불안과 공포감이 무엇 때문이었는지 원인을 찾는 것이 매우 중요하다.

■ 마음열쇠

반려동물이 스스로 생각하고 판단할 수 있게 신뢰를 주고, 옳고 목적에 맞는 행동을 하였을 때 보상으로 그 행동에 대한 칭찬을 통하여 몸에 익히게 해보자.

어떤 행동을 막으려고 시도하는 과정에서 '서열' '강압적 교육' '제재' '체벌'은 절대 금물이다. 교육 효과는커녕 부작용과 트라우마만 남기는 일이니, 사용할 이유도 없다. 그 순간 보호자와 반려동물의 신뢰는 깨진다. 그리고 신뢰가 악화하면 결과적으로 문제도 심각해진다. 그로 인해 부가적으로 반려동물의 불안이 높아지고, 분노 수위가 올라간다.

'문제'에 집착하지 말고 문제의 근본 원인을 정확히 파악하고 해결한다면, 문제로 여겨졌던 행동뿐 아니라 생각지도 못했던 하나하나의 행동들과 습관들까지 가지런히 정리될 것이다.

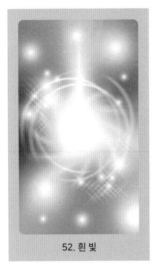

52. 흰 빛

52. 흰빛

■ 핵심열쇠

진정한 본질, 공격성 중화, 보호막, 부정적 감정해방, 치유 활성화, 백광

■ 생각열쇠

우리의 존재의 진정한 본질은 빛으로 출발했다. 환한 흰빛은 좋지 않은 주파수나 심적 공격성의 생성도 중화시켜주는 보호 형태로서 우리 모두를 치유할 수 있는 강력한 힘을 가지고 있다.

지금 당신과 반려동물에게는 천사의 에너지와도 같은 이 흰빛의 보호막이 필요할 때이다. 당신과 반려동물을 흰빛으로 감싸는 명상 시간을 보낸다면 물리적, 감정적, 영적인 단계의 모든 상처가 치유되는 느낌을 받을 수 있다.

당신의 가정이 긴장으로 가득 차 있거나 다른 사람과 갈등을 겪고 있을 때도 흰빛은 부정적 기운을 막아주는 보호막 역할을 하고 평화를 선사할 것이다. 반려동물이 아플 때도 흰빛이 그들의 주위를 감싸는 상상을 마음을 다한다면 병균 침투를 막고 중화시키며 치유력을 활성화할 수도 있다.

■ 행동열쇠

우주는 연구소, 동물원, 공장식 축산농장, 동물 보호소를 포함한 동물이 있는 모든 곳에 흰빛을 보내는 것을 볼 수 있다. 백색광은 모든 생명체와 연결을 되찾게 해주고 우주의 기운으로 자가 치유력을 높여준다. 사랑하는 모든 동물에게 당신이 사랑과 흰빛을 보낸다면 그들도 감사하고 행복해 할 것이다.

■ 마음열쇠

하루는 태양과 함께 시작되어 태양과 함께 끝난다. 밝은 곳에서 보이는 태양광은 하얗다. 이 때문에 태양광은 '백색광(白色光)'이라고도 불린다. 백색광에는 자연광과 유사한 모든 가시 스펙트럼 색이 포함되어 있다.

빛은 탄생이자 죽음이며 기쁨이자 슬픔같이 밝음과 어둠이 있다. 빛의 존재와 부재가 갖는 이런 대립적 속성은 인간의 다양한 감정을 대비한다. 빛을 통해 심리적 통찰과 맑은 영혼으로 삶은 활성화되면서 부정적 감정에서 해방될 것이다.

궁금해요

➤개에게 흔히 발병하는 질병 8가지

1. 귀 염증(긴 귀를 지닌 견종에서 가장 흔하게 발생)
2. 개 디스템퍼 (전염성이 아주 높고 어린 강아지나 예방접종을 하지 않은 개에게는 치명적인 질병)
3. 옴 (옴, 진드기는 감염된 다른 동물과 접착을 통해 전염되며 모낭충은 면역력이 떨어졌거나 유전적인 문제로 발병)
4. 내부 기생충(감염된 개의 배설물, 날것을 먹었을 때 전염)
5. 관절염(비만이거나 운동이 부족한 개의 경우 더 높아짐)
6. 파보바이러스(예방접종을 통해 감염을 막을 수 있음)
7. 위염(잘못된 식습관에 의해 생김)
8. 리슈판 편모충 증(모기를 통해 감염되는 질병)

➜ 배열법(SPREAD) ⬅

배열법은 타로를 해석(Reading) 하는데 필수 요소이다.

배열법은 타로카드를 뽑아 일정한 형식에 맞추어 카드를 정해진 특정한 위치에 놓음으로써 많은 해석을 바꿔주는 역할을 한다.

카드를 배열하면서 설명 전에 카드 배열의 전반적인 느낌을 잡는 것이 중요하다.

배열법의 종류는 원 카드 배열법부터 수천 가지가 넘을지도 모르지만, 모든 배열법을 모두 외울 필요는 없고 러브펫타로 구조에 맞는 간단명료하고 내담자도 쉽게 이해할 수 있는 가장 해석하기 편리한 배열법을 소개한다.

♥1장(One card) 배열법♥

원 카드 스프레드는 단 한 장의 카드만을 뽑아서 해석하는 방식으로, 간단한 질문에 유용하다.

카드 각각의 의미를 외우거나, 간단하고 급한 일에 대해서 알고자 할 때 사용한다.

♥3장(Three card) 배열법♥

카드 세 장 배열 방식으로 질문이 단순하고 명확할 때 많이 사용한다.

| 1 | 2 | 3 |

① 과거의 영향들과 주요 쟁점들
② 그 문제의 현재 상태
③ 그 상황의 결과를 의미한다.

♥5장(Five card) 배열법♥

배열법에 따라 간혹 차이는 있겠지만, 대부분의 배열법에서는 과거, 현재, 미래가 존재하는 동시에 주어지는 것이 바로 '조언'이다.

5장 배열법에서는 깊이 있는 해석을 필요한 내담자를 위해서 조언 부분을
능숙하게 할 수 있어야 한다.

♦ One card와 3장 배열법을 충분히 익힌 후 사용하는 것을 권장한다.

① 반려동물의 본질적 성격과 현 질문의
　근본적인 영향을 받는 것은 무엇인가?
② 주위 환경이나 인간과의 관계 나 상황에
　따른 모습은 어떠한가?
③ 반려동물이 자신도 모르는 현재 모습, 상
　황에 대한 그의 희망과 두려움, 반려동물
　이 당신에게 미치는 영향은?
④ 보호자 또는 반려동물에게 좋든, 나쁘든
　무관하게 예상되는 결과는 무엇인가?
⑤ 문제점은 어떻게 해결해야 하며, 더 좋은
　결과를 얻기 위해 필요한 것은 무엇인가?
→ 현재 상황에서 가장 영향력이 크다.

♥ 선택 배열법♥

두 가지 이상 선택의 갈림길에 섰을 때
●임의로 한 가지씩 기호를 붙여 나누게 하고 차례로 뽑는다.

A　1　2　3　4　5
B　1　2　3　4　5

① 먼 과거의 상황
② 가까운 과거의 상황
③ 현재 상황

④ 미래로 가는 과정

⑤ 미래의 예상되는 결과

◆그 밖에 여러 가지 배열법들이 수없이 많으니 스스로 연구하면서 공부하자.

러브펫 타로 질문 이렇게 하자!!

1. 동물들의 마음을 이해하는 매개체이므로 미래형보다 현재형으로 질문하라.

2. 궁금한 것들을 따로따로 구체적으로 질문하라.

● 이번에 이사를 했는데 잘 적응할까요?

● 이사한 집에 새로운 가족(며느리)이 들어오는데 잘 지낼 수 있을까요?

● 이사 온 동네의 산책로는 과거의 산책로보다 마음에 들어 할까요?

3. 신체적, 정신적 건강 문제는 전문가(수의사, 전문 훈련사 등)와 상의하시는 것을 우선으로 해라.

4. 반려동물의 행복한 점과 불편한 점을 알아차리고, 보호자의 행동으로 교감을 유도하고 개선할 마음의 자세를 갖도록 하는 것이 중요함을 알자.

5. 잃어버린 반려동물이나 사망한 반려동물에 관한 질문에 대해서는 신중하게 보호자의 마음을 헤아려 해석하라.

♥러브펫 타로 해석할 때 주의사항

부정적인 카드가 나올 경우

● 상황에 맞는 키워드 찾아 해석하여야 하며 단언하는 말은 삼가야 한다.

● 부정보다는 긍정적인 조언을 하여 해결점을 찾아주어라.

자신감을 가지고 해석하자

● 자신감 없는 리딩으로 질문자에게 끌려가는 경우가 있으나, 배열법 맞게 펼쳐진대로 해석해주면 된다.

● 정답은 없으니 너무 맹신하지 말고 좋은 안내자, 조언자로서 역할에 힘쓰자.

❀❀❀ 마치면서 ❀❀❀

펫 타로카드는 애니멀 커뮤니케이션 보조도구로 사용되는 카드로서 다양한 이미지와 상징적이고 은유적인 그림이 그려진 52장의 카드이다.

역사가 깊은 서양적 펫타로를 참작하여 한국적 이미지를 반영한 러브펫타로는 많은 반려인과 함께 내 아이의 마음을 읽는 방법을 함께 하고 싶은 마음을 담았다.

자신의 반려동물에게 가진 의문 사항을 보호자에게 카드를 선택하게 한 후 정해진 배열법에 맞추어 논리적으로 풀어가는 방식이다.

반려동물에게 문제 사항에 있는 질문이라면 카드를 문제에 접목하여 원인을 지각하고 해결점을 찾아, 보호자에게 도움을 줄 수 있는 도구로서 조언과 상담하기 쉽게 제작하였다.

러브펫 타로카드는 강아지, 고양이, 토끼, 햄스터 등 반려인과 소통하는 모든 아이에게 사용 가능하며 꼭 보호자와 동반하지 않아도 사진이나 영상, 이름만을 듣고 진행할 수 있다.

아이들의 마음의 답을 정확하게 찾을 수 있을지는 의문이다. 그러나 그들이 어떤 생각과 감정을 가졌는지 펫타로를 통해 알게 된다면 생각, 감정, 행동에 대해 반려동물의 관점에서 좀 더 가까이 다가갈 수 있고 이해할 수 있지 않을까? 그리고 보호자인 우리가 깨닫고 개선한다면 그들과 함께하는 모든 일상생활은 우리의 삶을 풍요롭게 하며 축복으로 되돌아오게 될 것이다.

마지막으로 옆에서 응원해준 가족과 나의 절친들, 나의 사랑스러운 반려견 '까꿍이'와 '야호'에게 고맙다는 인사를 보낸다.

참고문헌

이학범(2019). 반려동물을 생각한다. 서울:크레파스 북
강형욱(2017). 내 강아지 마음상담소. 경기:혜다
혜별(2018). 너의 마음을 들려줘. 서울:샨티
미우라 겐타 저/전경아 역(2018). 그 개가 전하고 싶던 말. 서울:라이팅하우스
신동아 2019년 9월호
(이창균 · 배동주, 2019-11-23). 펫테크의 진화
시사저널 2020-10-17 1618호
시사저널2020-11-07 1621호
http://www.thefirstmedia.net)
https://froma.co.kr
https://mypetlife.co.kr/7394/
https://mypetlife.co.kr/premium
https://blog.mypetlife.co.kr 임소연
https://m.blog.naver.com/PostView.nhn?blogId
https://www.dailyvet.co.kr/news/34600
https://www.runcong.tistory.com
매일경제 2012.02.08
경향신문 2015.10.26
부산일보 2020.10.07
나무위키(2020).
위키백과(2020).
Daum
NAVER

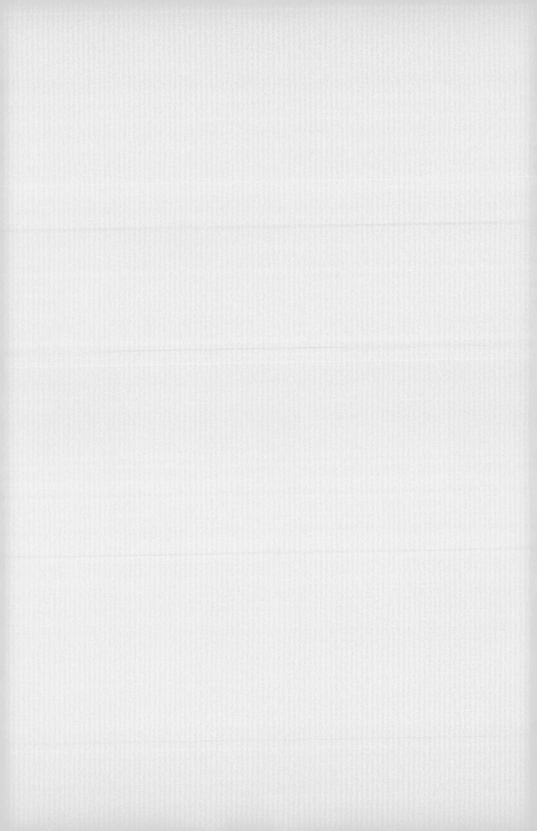